国医大师韦贵康传统医学特色手法丛书

# 韦氏骨伤奇穴与奇术

**主编** 章恒 刘建航

**副主编** 王伟 陈小砖 徐志为 黄勇 冯强

**编者**（以姓氏笔画为序）

王伟 卢婷婷 冯强 刘璟 刘建航 李展新 陈小砖 陈道云 林玉章 陈道恩 罗澍韩 周诚恩 秦红 徐志为 唐玉财 黄勇 眭金辉 章恒 溪涛

韦贵康

人民卫生出版社

**图书在版编目（CIP）数据**

韦氏骨伤奇穴与奇术 / 章恒，刘建航主编. — 北京：
人民卫生出版社，2019

ISBN 978-7-117-28934-4

Ⅰ.①韦…　Ⅱ.①章…　②刘…　Ⅲ.①骨损伤 – 正骨
手法　Ⅳ.①R274

中国版本图书馆 CIP 数据核字（2019）第 210364 号

| | | |
|---|---|---|
| 人卫智网　www.ipmph.com | 医学教育、学术、考试、健康，购书智慧智能综合服务平台 | |
| 人卫官网　www.pmph.com | 人卫官方资讯发布平台 | |

**韦氏骨伤奇穴与奇术**

主　　编：章　恒　刘建航
出版发行：人民卫生出版社（中继线 010-59780011）
地　　址：北京市朝阳区潘家园南里 19 号
邮　　编：100021
E - mail：pmph @ pmph.com
购书热线：010-59787592　010-59787584　010-65264830
印　　刷：三河市潮河印业有限公司
经　　销：新华书店
开　　本：710×1000　1/16　印张：14
字　　数：144 千字
版　　次：2019 年 12 月第 1 版　2019 年 12 月第 1 版第 1 次印刷
标准书号：ISBN 978-7-117-28934-4
定　　价：45.00 元
打击盗版举报电话：010-59787491　E-mail：WQ @ pmph.com
质量问题联系电话：010-59787234　E-mail：zhiliang @ pmph.com

# 国医大师韦贵康传统医学特色手法丛书

# 编委会

**总主审** 韦贵康

**顾　问** 谭家祥　李桂文　陈忠和

**总主编** 陈小刚　韦　坚

**副总主编** 黄有荣　周宾宾

## 编委会成员　（以姓氏笔画为序）

韦　坚　韦　明　韦　理　韦丽珍　韦荣忠　韦贵康　韦剑华

卢荣初（澳大利亚）　叶　军（美国）　田君明　丘德兴（新加坡）

刘　武　刘建航　安连生　祁　文　许建文　农泽宁　李庆和（俄罗斯）

李克译　李锦威（中国香港）　杨仲立（越南）　杨祖毅　何保宗（新加坡）

库莫尔（德国）　张　冲　陈　红　陈　锋　陈小刚　陈正林（中国台湾）

陈志成（中国香港）　陈昌凤　陈秋隆（中国台湾）　林春发（新加坡）

欧阳光（美国）　周红海　周怡平（瑞典）　周学龙　周宾宾　郑茂斌

钟远鸣　徐志为　黄　杰（中国香港）　黄　勇　黄有荣　黄如娇

黄如慧　黄保民（马来西亚）　黄保国（马来西亚）　黄俊唧

常光哲（美国）　章　恒　谢　冰　裴长江（越南）　黎成钊（南非）

国医大师韦贵康传统医学特色手法丛书

# 分册书名与主编

# 国医大师
# 韦贵康教授介绍

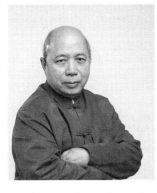

　　韦贵康，1938年10月出生，1964年毕业于河南平乐正骨学院，随即分配至广西中医学院（2012年更名为广西中医药大学）工作至今。曾先后任广西中医学院第二附属医院院长、广西中医学院院长、广西中医学院骨伤科研究所所长。工作后先后到天津、北京、上海进修深造两年之久。现为广西中医药大学终身教授，主任医师，博士研究生导师，博士后指导老师。社会职务有：广西壮族自治区政协常委、医药卫生委员会主任，广西科学技术协会副主席，广西国际手法医学协会创会会长，中华中医药学会骨伤科专业委员会副主任委员、世界中医药学会联合会骨伤科分会副会长，世界中医骨伤科联合会资深主席，世界手法医学联合会主席，国家中医药管理局中医药科技进步奖终评委员会委员，国家自然科学基金科研项目评审专家等。

发表医学论文 105 篇，获国家专利 3 项，省部级科技成果奖 6 项。是"手法治疗颈椎性血压异常""脊柱生理曲度内在联系及其变化与颈肩腰背痛关系""痛安汤临床应用""韦氏奇穴与奇术""多功能均衡牵引架""整脊病损整治 36 法""子午流注原理在骨伤科应用""阴阳五行手法的开法与在脊柱病损应用""脊柱相关疾病中医诊疗技术的创新与推广应用"的科研成果负责人和技术持有人。主编著作 16 部，其中有：《中国手法诊治大全》《实用中医骨伤科学》《实用骨关节与软组织伤病学》《脊柱相关疾病学》《中医骨伤科治疗手法图解》（英、汉对照）、《脊柱与四肢软组织损伤治疗手法彩色图谱》《脊柱相关疾病与手法治疗》《脊柱整治三联手法》《脊柱相关疾病》（在美国出版，英文版）、《中医骨伤科系列丛书》（10 分册）、《世界手法医学与传统疗法系列丛书》（11 分册）、《姿势决定健康》《养骨能救命》。副主编著作 12 部。作为主（总）导师，培养硕士研究生 105 人、博士研究生 8 人、博士后 2 人。

从 1992 年起享受国务院特殊津贴，荣获全国"五一劳动奖章"，被评为全国优秀教育工作者、全国老中医药专家学术经验继承工作指导老师、全国骨伤名师、八桂名师、桂派中医大师、全国先进名医工作站韦贵康名医工作室首席专家，2017 年荣获国医大师。

由韦贵康教授发起，联合学术界人士，于 1992 年在国内注册成立的广西国际手法医学协会，并于 2005 年在美国注册，在新加坡成立的世界手法医学联合会，一直担任第一领导人。在南宁、桂林、上海、佛山、沈阳、重庆、中国台湾、中国香港及阿联酋迪拜、美国旧金山、美国纽约、美国硅谷、德国法兰克福、印度尼西亚雅加达、新加坡、越南河内等地亲自主持过 20 多次国际学术会议。多次应邀到新加坡、美国、澳大利亚、德国、奥地利、瑞典、日本、俄罗斯、马来西亚、泰国、越南、阿联酋、斯里兰卡及印度尼西亚等 20 多个国家讲学与进行学术交流，推动中医药走上世界，促进手法医学与传统疗法在国内与国际交流及发展，为更多的人民受益作出了积极贡献。

# 总主编简介

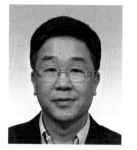

陈小刚，1957 年出生，骨伤科二级教授，广西名中医，医学硕士。现任职于广西中医药大学附属国际壮医医院。

1983 年毕业于广西中医学院（现广西中医药大学），毕业后留校任教，长期从事骨伤科医、教、研工作；师从著名的中医正骨手法名家、国医大师韦贵康教授。2001 年 12 月获中医骨伤科教授职称，先后在广西中医学院第二附属医院、广西卫生管理干部学院、广西中医药研究院和广西国际壮医医院工作。2002 年曾赴美国辛辛那提大学学习。

擅长手法：小针刀治疗骨伤科常见的颈椎病、肩周炎、腰椎间盘突出症、膝骨性关节炎等脊柱四肢疾病、脊柱相关疾病；中西医结合方法诊治疑难性骨折、脱位、骨关节畸形、骨肿瘤等。

主持国家级和省部级科研课题 15 项，主编《小针刀治疗常见筋伤疾病》（汉英对照）、《常用中草药临床新用》，参与编写《中医骨伤科学》《骨伤科效方集》《中医骨伤科治疗手法图解》（汉英对照）等专著 10 余本，获得国家发明专利 6 项。任《中医正骨》《广西中医药》等杂志编委，国家科技部中医药科技评审专家。

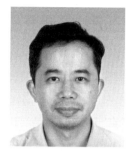

　　韦坚，1971年出生，韦贵康教授之子，执业中医师，博士，美国国际医药大学博士研究生导师，世界手法医学联合会常务副主席，香港贵康国际中医药研究院院长。1994年毕业于广西中医学院骨伤专业，在广西中医学院附属瑞康医院骨科从事临床工作期间取得骨伤科硕士学位。2005至2010年到德国吉森大学学习，攻读神经生物学博士，2011年回国，从事中医执业和创业。

　　参加编写出版著作6部，在国内、外发表医学论文20多篇，获省部级科技成果奖3项，作为主要研究者，进行10余项省级以上课题研究。曾到德国、奥地利、澳大利亚、美国、新加坡、印度尼西亚、阿联酋、越南及斯里兰卡等国家进行学术交流及讲学。

　　业务专长：掌握中西医两套诊疗技术，手法与中药治疗造诣颇深，擅长诊治脊柱与四肢病损、脊柱相关疾病、股骨头坏死、强直性脊柱炎、痛风、脊髓损伤、儿童脑瘫及骨伤科疑难杂症。

# 主编简介

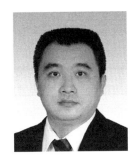

章恒，1980年出生，中医骨伤科硕士，副主任医师，现任广西医科大学附属垠东医院康复医学科主任。

2005年毕业于广州中医药大学，系国医大师韦贵康教授传承弟子，主攻脊柱、关节退行性疾病及脊柱相关疾病的中医药防治。

擅长运用韦氏"八桂骨伤流派"手法及中药调治颈椎病、颈椎及腰椎失稳症、颈椎及腰椎间盘突出症、骨性关节炎及脊柱小关节紊乱症等脊柱、关节退行性疾病；颈性高血压、眩晕，脊源性心律失常以及骨盆旋移综合征等脊柱相关疾病。综合运用选择性功能动作评估、肌筋膜疼痛触发点干（湿）针、内热针、冲击波，颅骶椎手法及动态神经功能稳定技术等"评估-治疗-训练"技术进行肌骨整体康复。

主持广西壮族自治区中医药民族医药传承创新专项立项课题2项，在国内期刊发表专科学术论文7篇，参编医学专著4部。曾到南非、印度尼西亚、阿联酋等国家进行学术交流及讲学。

现任世界手法医学联合会常务副秘书长，世界手法医学联盟常务副秘书长，中国中西医结合学会骨伤科专业委员会成员，中国康复医学会疼痛康复专业委员会委员，中国康复医学会康复治疗专业委员会超声技术学组成员，中国民族医药学会康复分会理事，广西中西医结合学会骨伤科分会常委，广西中医药学会青年中医药专业委员会常委，广西康复医学会骨与关节专业委员会常委，广西康复医学会中医、中西医结合专业委员会常委，广西中医药学会针刀分会常委。

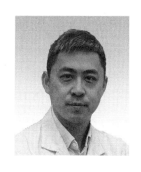

刘建航，1976年出生，主任医师，广西中医药大学硕士研究生导师。出生于中医世家，南方医科大学医学博士、桂林理工大学材料科学与工程学院博士，中国中医科学院博士后，国医大师韦贵康教授学术继承人，全国中医药院校优秀青年中医，"广西青年五四奖章"获得者。从事四肢创伤工作6年，脊柱骨伤与功能康复工作14年，德国约翰娜 - 艾蒂安医院（johanna-etienne-krankenhaus）访问学者。

现任广西北海市中医医院院长、党委副书记，骨伤科学术带头人。

现为广西科技项目评估咨询专家，世界中医药学会联合会骨伤科专业委员会常务理事，中国国际文化传播中心中医药健康委员会委员，广西中医药学会膏方专业委员会第一届常务委员，广西中西医结合学会治未病专业委员会第一届副主任委员，广西中西医结合学会理事，广西中医药学会推拿专业委员会第六届常务委员，广西医学会健康管理委员会委员。同时担任广西国际手法医学协会和世界手法医学联盟秘书长。获得广西科学技术进步奖二等奖1项，广西卫生适宜技术推广奖1项，广西常见病多发病中医药民族医药适宜技术推广项目1项。

擅长治疗各种筋伤、四肢和脊柱骨折及损伤后遗症、肢体功能障碍疾患。尤其擅长各种复杂软组织疼痛的诊断与治疗，脊柱侧弯和头晕、胸闷等脊柱相关疾病以及运动系统痛症、骨盆倾斜综合征等。运用国医大师韦贵康教授的手法技术、中药经方，针灸和贴扎等矫形器械治疗顽固性颈肩腰腿痛、扁平足、跟痛症、体态异常及风湿痹证等。擅长骨关节术后功能康复与治疗，精通八段锦、太极拳等功法。出访20多个国家和地区开展学术交流和讲座，主持多次国际学术会议。

# 序

喜闻韦贵康教授率众弟子编写的"国医大师韦贵康传统医学特色手法丛书"即将付梓，实乃中医骨伤界之一大幸事，故欣然命笔。我与韦贵康教授既是同行，也是相知相识数十年的好友。他1964年毕业于河南平乐正骨学院中医本科正骨专业，分配到广西中医学院（2012年更名为广西中医药大学）工作至今。韦贵康教授是广西中医学院原院长，现为广西中医药大学终身教授、主任医师、博士生导师，全国名老中医药专家学术经验继承工作指导老师、全国骨伤名师、世界手法医学联合会主席。他自幼聪颖，勤奋好学，工作后又拜师于多位中国骨伤名家，承前启后，终成大业。

韦贵康教授工作早期从事骨伤科综合诊治，后来以脊柱病损与脊柱相关疾病诊治为重点，在坚持传统医学特色与优势的同时，也注意与现代科学技术相结合，临床中掌握了中西医两套本领，秉承传统古法，融汇现代医理。治疗中多用手法与中药内外兼治，素以手法治疗而著称，其手法具有新颖性、规范性、实用性、安全性及有效性。

韦贵康教授创新提出了"脊督一体论""六不通论"等学说，并研发了脊柱整治36法、韦氏奇穴与奇术、均衡牵引等专业技术，逐渐形成了一套针对性强、适应性广，以客观指标作为手法定量标准且疗效确切的"韦氏手法"，此套手法拥有自身特点，包含多元性的系列手法，体现了中医理论与技术的继承与创新。其弟子遍布五湖四海，他的成果已推广至国内、外100多个单位，并获得了广泛好评。在东南亚与欧美一些地区，"广西韦氏手法流派"也同样得到赞誉。

　　薪火相传，德馨天下。韦贵康教授悬壶济世、兢兢业业、务本求实、精益求精，在他身上体现出了传统中医大师的工匠精神和高尚品德。他的手法系列成果体现了中医理论与技术的创新。今韦氏弟子相聚，齐心协力，将韦氏各个系列手法加以整理，既博又约、风格鲜明、内容全面、深入浅出且图文并茂，必能展现其学术风范，实乃喜事！现邀本人提笔落序，荣幸之至，以此共勉！

长春中医药大学教授、国医大师、九十老叟

**刘柏龄**

丁酉初春于长春

# 前言

《韦氏骨伤奇穴与奇术》是"国医大师韦贵康传统医学特色手法丛书"之一。韦氏奇穴与奇术是韦贵康教授以中医基本理论为指导，结合现代解剖、病理学特点，通过50余年的临床实践与数十万病例的观察、分析、总结出来的一套治疗手法。

韦氏奇穴与奇术有别于其他奇穴疗法。韦氏奇穴共40穴、4线、4区，是脊柱相关疾病在体表的反应点（线、区），主要分布在十二经筋、十二经脉、督脉、任脉经线上或附近。韦氏奇术包括推散法、松解法、理顺法、传导法、反射法及叩击法。韦氏奇穴与奇术疗效确切、定位准确、可操作性强，奇穴操作时适宜指法不适宜针法。

全书分为韦氏奇穴与奇术概论、韦氏奇穴的分布特点与治疗方法、脊柱相关疾病的韦氏奇穴与奇术治疗、索引4个部分。适用于骨伤、康复、推拿等从业人员及医学生、中医爱好者学习参考使用。

因编者水平有限，编写过程中，疏漏不足之处在所难免，敬请同道多提宝贵意见，以便再版时修订。

**《韦氏骨伤奇穴与奇术》编写组**

2019 年 8 月

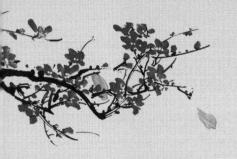

# 目录

## 第三章

# 脊柱相关疾病的韦氏奇穴与奇术治疗

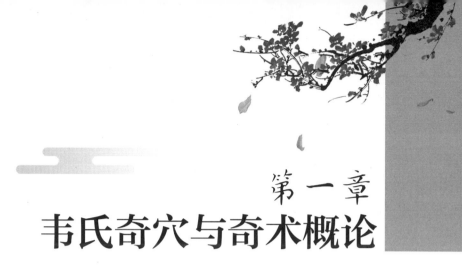

# 第一章
# 韦氏奇穴与奇术概论

## 韦氏奇穴的渊源

### 一、奇穴的定义及历代中医文献记载

"奇者，异也，不群之谓。"奇穴有着广义和狭义之分。

狭义的奇穴指"经外奇穴"，即位于十四经之外的，有特定位置和功能的穴位，主要有：四神聪、印堂、太阳、球后、上迎香、内迎香、夹脊、胃脘下俞、十七椎、腰痛点、外劳宫、八邪、四缝、十宣、内膝眼、膝眼、胆囊、阑尾、内踝尖、外踝尖及八风等48组穴位。

广义的奇穴还包含具有特殊功能的经穴或经穴组合，如董氏

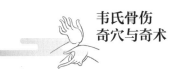

奇穴中的"风府""孔最""太冲""三皇穴（即阴陵泉、地机、三阴交）"等本身也属于经穴。

韦氏奇穴，是韦贵康教授通过多年的临床经验总结出来的相关疾病在体表的反应点（线、区），主要分布在十二经脉、十二经筋及督脉、任脉的循行路线上或附近，有的在十四经上，有的在经外。

长期以来，历代医家对"奇穴"见解各异，有的认为"奇穴"就是"经外奇穴"的简称；有的认为不在十四经脉循行部位的穴位称"经外奇穴"；有的认为《黄帝内经》未载之穴，称"奇穴"；有的则认为《铜人腧穴针灸图经》未载之穴，均称之为"经外奇穴"。

北宋·王惟一撰写的《铜人腧穴针灸图经》为天圣年间医官王惟一奉诏主持编修的一部针灸腧穴典籍。宋·王执中在编写《针灸资生经》时，以《铜人腧穴针灸图经》三百六十穴为次，又将《黄帝明堂经》《千金要方》等典籍中"《铜人腧穴针灸图经》不载数穴即附入之"，其在"目录上"记载所附腧穴之名，如眉冲、明堂、当阳等。将这些腧穴集为一处，虽未言明即是"奇穴"，而实为奇穴之滥觞。其后，明代《奇效良方》始称之为"奇穴"，《类经图翼》则称之为"奇俞"，《东医宝鉴》《针灸集成》又称之为"别穴"。《针灸大成》在《奇效良方》基础上所增添收集的奇穴，命之曰"经外奇穴"。自此，"奇穴"或"经外奇穴"便成为腧穴分类之一。

由于有的奇穴明显位于经脉的循行路线上，有的奇穴又随着针灸学说的发展，不断被充实到经穴中，因此"经外奇穴"之

"经"，绝非"经脉"之意，而是指针灸腧穴学专著《铜人腧穴针灸图经》。奇者，不合乎规范之谓也。明代《奇效良方》认为《铜人腧穴针灸图经》未载之穴不合乎规范，故称之为"奇穴"。明·杨继洲在编著《针灸大成》时"尝考之《图经》"，认为《铜人腧穴针灸图经》所载之穴为正，不载之穴为奇，"奇穴者，则又旁通于正穴之外，以随时疗症者也。"为了让针灸医家明白"奇穴"与《铜人腧穴针灸图经》之间的关系，便在"奇穴"之前加上"经外"两字，还撰写"穴有奇正策"予以论述。结果适得其反，后人每每望文生义，认为"奇穴"是"经外奇穴"的简称，或认为"奇穴"位于十四经脉之外。《腧穴学概论》《针灸经外奇穴图谱》《针灸腧穴学》《新编实用针灸学》《腧穴学》《经络腧穴学》等专著及教材称"奇穴"或"经外奇穴"。经外奇穴的分布比较分散，大多不在十四经循行路线上。

历代文献所记载的"奇穴"很多，《灵枢·刺节真邪》中提出"奇俞"是"未有常处也"，唐代《千金要方》中所记载的"奇穴"达 187 穴之多，均散见于各类病症的治疗篇中。《类经图翼》也专列"奇俞类集"一篇，载有 84 穴。明代方书《奇效良方》，首次将"奇穴"单独立节专论，收集了 26 穴。《针灸大成》论穴有"奇""正"，专列经外奇穴一门，收穴 35 个，对后世影响很大。《针灸集成》汇集奇穴 144 穴，这些都说明历代医家对奇穴是颇为重视的。1974 年郝金凯所著《针灸经外奇穴图谱》续集，已将奇穴收集达 1595 个。现在得到公认的"奇穴"是 48 个，如印堂、鱼腰、太阳、耳尖、夹脊、四缝、十宣、髋骨、鹤顶、百

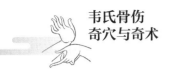

虫窝、内膝眼及外膝眼等。

"奇穴"的分布较为分散，有的在十四经循行路线上；有的"奇穴"虽不在十四经循行路线上，但却与经络系统有着密切联系；有的"奇穴"并不是指一个穴位，而是多个穴位的组合，如十宣、八邪、八风及华佗夹脊等；有些虽名为"奇穴"，但实际上就是经穴，如胞门、子户，实际就是水道穴，四花就是胆俞、膈俞四穴，灸痨穴就是心俞二穴。

## 二、奇穴的应用和发展

奇穴是经过长期的实践和临床经验总结，在"以痛为腧"的"阿是穴"基础上，逐步明确其定位、主治，最终发展形成。目前临床应用的许多奇穴都是以中医古籍中的记载为直接依据和起源。自《黄帝内经》首先提出奇穴以来，历代医家不断地在理论和实践上对其进行丰富和发展，历代文献对奇穴的记载虽不如经穴详尽，但也收录颇多，奇穴多取法独特、疗效显著，故对奇穴的起源、形成及发展进行探讨是颇具意义的。作为有着特殊功效的穴位，奇穴从一开始就被赋予特殊的地位，被广泛应用于临床，并在不断地丰富和发展。据相关统计，目前有关奇穴（包括新穴）的发现、应用和报道，已达2000余个。

奇穴具有取穴精简、效果卓著的特点，如运用得当，常可事半功倍，故临床应用颇为广泛，对其应用的研究也在不断地发展和深入。奇穴在痛症的治疗中被应用最为广泛，如通过腰痛点治疗急性腰扭伤，通过夹脊穴、十七椎治疗脊源性疼痛，通过内外膝眼治疗膝关节炎，通过胃脘下俞治疗胃痛等；奇穴在急症的应用也十分广泛，如通过十宣穴放血治疗突发中风，胆囊穴治疗胆结石发作，阑尾穴治疗阑尾炎发作，外劳宫治疗急性昏迷等；奇穴还被广泛应用于各种病症且疗效显著，如通过太阳穴透刺法治疗偏头痛、三叉神经痛，四缝穴治疗疳积，臂中穴治疗急性乳腺炎、乳腺增生，子宫穴治疗阴挺，四神聪穴治疗不寐、呆痴，定喘穴治疗咳喘，二白穴治疗痔疮等。

奇穴的临床应用主要有五大特点：一是奇穴都有其特殊的阴阳属性，可以调节人体阴阳平衡，培补阴阳气血，并能依据病症的阴阳属性，辨证地运用奇穴调节阴阳的功能予以针对性治疗；二是运用五行生克制化的原理，根据疾病所在部位的五行属性，运用虚则补其母、实则泄其子的原理进行辨证取穴；三是有些奇穴对于附近组织具有独特的作用，可以治疗其附近组织的一些病症，这类似于局部取穴；四是部分奇穴是某些疾病在身体不同位置的特定反应点，这样的反应点对于治疗相应的病症具有独特的效果；五是奇穴对于某些脏腑及功能有特殊的调节作用，即脏腑或功能疾病的特效穴。

奇穴的理论和实践已经过了几千年的积淀，尤其在近百年来随着社会的发展和医疗的进步，奇穴迎来了大发展的时期，新的奇穴不断地被发现，治疗范围也在不断地扩大，新的奇穴体系层出不穷，其中具有代表性的有董氏奇穴、平衡针38穴、脐针及韦氏奇穴等。

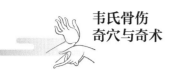
董氏奇穴是山东董景昌据《黄帝内经》《道德经》《易经》等医易之学，秉承家学发展而来的独具特色的奇穴及针灸体系，包含针法甚广，诸如耳针、头皮针、手针、倒马针及放血疗法等，内容丰富，法于古而不泥古，且治法简便而疗效显著。董氏奇穴作为当今中国台湾四大针灸流派之一，在"定病"与"定位"方面也有独到之处，近年在大陆针灸界产生了一定的影响，特别是在杨维杰、邱雅昌等董氏奇穴传人在大陆开办培训班之后，董氏奇穴的应用越来越多。

平衡针灸学是在继承传统中医理论的基础上，通过针刺中枢神经分布在周围神经上的特定靶穴来调节、修复大脑指挥系统，使失调、紊乱、破坏的中枢管理程序系统恢复到原来的平衡状态，间接地激发患者应激能力的治疗方法。该法运用了中医的阴阳学说、经络学说和整体观，结合现代神经学、生物全息学。平衡针灸学是研究人体生命科学发展的自然规律，通过针灸调节大脑中枢系统的平衡，达到对各脏器生理功能修复的科学。平衡针灸学的取穴原则主要是：特异性取穴、区域性取穴和交叉性取穴。平衡针灸对80%以上的病症均可采用一个穴位，其取穴总计38个平衡穴位。

脐针是齐永先生历经十几年发明的在脐部针刺疗疾的方法。脐针运用先后天八卦，融合了河图、洛书，也与易经理论、中医基础理论和针刺技术相结合，采用全新的易医思维来指导脐针的实践，突破了神阙禁针的禁锢，具有重要的临床指导意义和良好的治疗效果。

　　韦氏奇穴是韦贵康教授通过几十年的临床经验总结出来的相关疾病在体表的反应点（线、区），其主要分别在十二经筋、十二经脉、任督二脉经线上或附近，是一组疗效显著确切、定位准确且可操作性强的穴位，共包括40穴、4线、4区。除穴位点外，在脊柱构成"线"，又称"线上联穴"，而手背外穴（区）侧是头、颈、肩及上背部疾病反应点的集中区域，足背外穴（区）侧是下背部、腰骶部疾病反应点的集中区域，均称为"区"。笔者以"以通为用"为治法，将奇穴与推拿手法相结合，开发出一套针对"韦氏奇穴"治疗方法，即"韦氏奇术"，该法依据不同的病证选穴，采用理顺、推散、松解及反射等手法对这些穴位进行推拿，可使经络顺畅、筋结松解、血行恢复、脏腑调和且肌肤荣泽，从而达到治疗疾病的目的。操作时注意手法要"轻、巧、透"，不宜使用暴力、猛力。

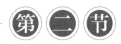

# 韦氏奇穴的治疗原理

## 一、经筋学说

　　十二经筋是十二经脉之气输布于筋肉骨节的体系，是附属于

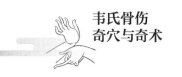
十二经脉的筋肉系统。其循行分布均起始于四肢末端，结聚于关节骨骼部，走向头面躯干，行于体表，不入内脏，有刚筋、柔筋之分。刚（阳）筋分布于项背和四肢外侧，以手足阳经经筋为主；柔（阴）筋分布于胸腹和四肢内侧，以手足阴经经筋为主。足三阳经筋起于足趾，循股外上行结于头面部；足三阴经筋起于足趾，循股内上行结于阴器（腹）；手三阳经筋起于手指，循臑外上行，结于角（头）；手三阴经筋起于手指，循臑内上行结于贲（胸）。

经筋的主要作用是约束骨骼，利于关节屈伸活动，以保持人体正常运动的功能。十二经筋分别依靠十二经脉及相关络脉的经气渗灌和濡养，即经筋的功能活动的物质基础有赖于经脉的供给，正如《灵枢》中记载："经脉者，所以行血气而营阴阳，濡筋骨，利关节者也"。经脉循行于筋肉之中，二者通过络脉发生密切的联系，经脉之气由络脉布散于筋肉，起渗灌气血、濡养机体组织的作用。因此，经筋只有在络脉通畅、气血畅行的情况下，才能保持正常的生机；同时，经筋受阳气的温养，正如《素问·生气通天论》中记载："阳气者，精则养神，柔则养筋"。任应秋亦认为："所谓阳气者，卫气也"，其性慓疾滑利，行于经脉之外，外而皮肤筋肉，内而胸腹脏腑，以温煦脏腑，温润筋肉皮毛，即卫阳之气在其循行过程中，直接布散温养筋肉，从而产生正常的舒缩活动。

《素问·长刺节论》中记载："病在筋，筋挛节痛，不可以行，名为筋痹"。此说明了经筋功能失常是导致痹证的重要原因。《灵枢·经筋》就十二经筋病候指出："其病当所过者，支痛及转筋"，表明"疼痛""筋挛""聚结"为经筋的病理常态。也就是说，整块肌肉的作用点在腱与骨连接的"尽筋"处，即腱之末端，它是肌纤维束或肌腱的应力集中点，这个点经筋理论谓之"结""聚"，正是损害性活动的首先承受部位，也是经筋痹痛常见病损处。所以，从现代医学上看，其发病部位即所结之处多为肌腱、韧带在骨骼上的附着点，或神经容易被卡压的部位。

杨上善在《黄帝内经太素·经筋》中记载："以筋为阴阳气之所资，中无有空，不得通于阴阳之气上下往来，然邪入膝袭筋为病，不能移输，遂以病居痛处为输"。邪结于筋，筋伤络阻，经筋失养，则经筋局部疼痛、拘急、活动受限或弛缓痿废不用。所以，急性损伤及长期的慢性劳损，尤其是不正确的劳动姿势和休息体位是造成经筋损伤的重要原因，另外，外感六淫、内伤七情均可加重和诱发疼痛。五劳及不协调活动会首先损害关节周围的经筋，使其经脉闭阻，气血不畅，不通则痛，而长期反复的经筋损伤可致气血痹阻，导致粘连、瘢痕，形成肥厚、条索、结节等痛性反应物，这些痛性经筋损伤，是引起疼痛及功能障碍的直接原因。

《素问·调经论》中所指出的"病在筋，调之筋""病在肉，调之分肉"，《灵枢·卫气失常》中所指出的"筋部无阴无阳，无左无右，候病所在"，《灵枢·经筋》将两者总结为"以痛为腧"。此处以痛概言经筋病变的各种症状，且以病变部位作为施治腧穴，如"按之有痛应手，则邪客之处也，随痛应手深浅即而

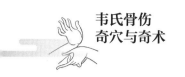
刺之"。故治疗重在调理经筋局部，祛邪外出，使气血通畅，经筋得养，功能得复。韦氏手法以"以通为用"为治法，采用理顺、推散、松解、反射等手法对这些经筋上易发且特定的筋结点进行推拿，松解经筋粘连，可以快速解决疼痛。

## 二、神经学说

痛觉来自于痛觉感受器，生理情况下，机械的、化学的或热力学等的高强度刺激作用于外周神经末梢，由特化的感觉神经元即痛觉感受器感受、加工后传向中枢最终引起痛觉。痛觉感受器的激活或兴奋起始于伤害性信号的"转导"。

"转导"指的是一个环境刺激引起定位于痛觉感受器末端、能够直接或间接引起离子通道开放或关闭的特异性蛋白质构象改变的过程。伴随离子通道的开放和离子流的改变导致细胞膜电位的变化，产生了动作电位。动作电位传导至位于脊髓背角感觉神经元的中枢末梢、引起神经递质释放、激活突触后神经元。被激活的脊髓神经元在脊髓水平对外周伤害性刺激做出反应，并上传到脊髓上中枢，从而引起痛觉。

痛觉是一个复杂的生理过程，机械的、化学的、温度改变的刺激，当其强度没有达到伤害阈值时，都有相应的末梢结构特异的感受器分别被激活，引起特异但不是疼痛的感觉。当刺激的强度足以引起损伤时，痛觉就会发生。根据闸门学说，由初级 A 神经元和 C 神经元、投射神经元（T 细胞）及胶质抑制性中间神经元（SG 细胞）组成一个网络环路，T 细胞的兴奋状态受到 SG 细胞的调控，A 和 C 神经元的传入都可激活 T 细胞，对 SG 细胞的作用则根据传入纤维的不同而相反，A 类纤维的传入兴奋 SG 细胞，C 类纤维的传入则抑制 SG 细胞的活动。当损伤刺激诱发 C 类纤维活动时，抑制 SG 细胞，使闸门打开，T 细胞激活；而当 A 类纤维传入时，兴奋 SG 细胞，闸门关闭，T 细胞处于抑制状态。减弱 T 细胞的伤害性冲动的上行性传入，疼痛则缓解。日常生活中，人们通常会本能地通过手轻抚损伤、疼痛组织周围，就像动物会用舌头舔触伤口周围来减轻疼痛感。伤害性刺激毫无例外地引起肌肉的紧张，人或动物对伤害性刺激诱发的这些行为动作，暗示着触觉或肌肉紧张产生的 A 类纤维传入对伤害性刺激引起的痛觉有调节作用。

20 世纪，电生理学研究发现，刺激低阈值的有髓鞘初级传入纤维的传入，会减弱脊髓背角伤害性感受神经元对 C 类纤维感受器传入的反应，而阻断有髓纤维的传入则增强其反应。形态学的研究证明，有髓传入纤维对 C 类纤维发生抑制作用的部位是脊髓背角胶质区，这一部位主要由胶质抑制性中间神经元构成，是伤害性传入的终止区。

伤害性信息在脊髓经过投射神经元形成上行性的脊髓丘脑束（spinothalamic tract，STT）投射通路，除了经过丘脑到皮层的投射主干以保证伤害性信息的精确传递外，从 STT 投射通路主干还分出大量侧支，投射到从延脑、脑桥、中脑等脑干的网络结构到皮层下结构的广发区域。由这些侧支形成非特异性的通路，使得

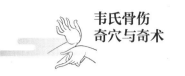

中枢神经系统各个水平都存在辐射和汇聚的广泛的投射，这就形成了痛觉传入诱发全身性反应的形态学根据，同时形成离心性反馈投射调节的生理学基础。神经系统的任何中枢都不是独立的结构，而是有许多神经元构成的多突触联系的分回路系统，这种系统包括传入纤维、中间神经元和传出神经元三部分。在脊髓水平，伤害性信息的传入也与其他感觉系统一样受到精细的下行性调制。

韦氏奇穴以"以通为用"为法则，根据"痛则不通，通则不痛"的原理，依据不同的病证进行选穴，并通过对该穴采用神经反射等手法进行点按，其按法接触面积小，有较好的深透性，可以激活脑啡肽能神经元，抑制伤害性冲动的传入，发挥"以痛止痛"作用，达到开通闭塞的止痛效果，因此常用于治疗临床各科病证。其中又以骨伤科和软组织损伤方面居多，特别是对肌肉或骨缝深处的旧伤或顽痹之痛点，更是疗效显著。

## 三、生化学说

韦氏奇穴大多分布在对刺激反应较为强烈的部位。通过点按穴位，使力传入体内，到达较深部组织，这种良性刺激可以提高局部组织的痛阈。国内外研究表明，手法可以影响疼痛调制的递质系统，从而提高患者痛阈，产生镇痛的效果。

内啡肽（endorphin，EP）是存在于体内的一类具有阿片样作用的肽类物质，这种物质在中枢神经系统内可以阻止一部分疼痛信号上传，具有镇痛作用。研究证明，推拿手法产生的镇痛作用与提高痛阈及内啡肽系统的参与有关。对疼痛患者进行相应的穴位刺激并获得镇痛效应时，患者血浆和脑脊液中内啡肽含量升高，其镇痛效应与升高幅度呈正相关，且在手法后 5 分钟增高尤其明显。

5- 羟色胺（5-hydroxytryptamine，5-HT）是一种分布于中枢和外周的吲哚衍生物，在认知、运动、疼痛等交感神经系统的兴奋中起着重要的调节作用，是疼痛控制中的一个重要角色。5-HT 是兴奋性神经介质，中枢 5-HT 具有镇痛效应，中枢 5-HT 的释放是镇痛的基础之一。研究证实，手法有增强中枢 5-HT 的合成和降低外周 5-HT 的合成的作用。

乙酰胆碱（acetylcholine，ACh）是最早发现的神经递质，在中枢神经系统中，ACh 参与学习记忆过程、感觉和运动功能的调节以及影响心血管活动，还与痛觉的产生和传导有关。ACh 是兴奋性神经介质。外源性增加 ACh 可使痛反应神经元活性增强，激活交感神经系统，刺激脊髓节段产生炎性细胞介质，放大机体对损伤的反应，引起病理性疼痛的发生。而乙酰胆碱酶可以水解乙酰胆碱，从而清除乙酰胆碱。推拿可以加速乙酰胆碱酶升高，加强其活力，使外围乙酰胆碱分解和失活，从而达到镇痛效果。

儿茶酚胺（catecholamines，CA）属于单胺类递质，它包括多巴胺（dopamine，DA）和去甲肾上腺素（norepinephrine，NE）。去甲肾上腺素在化学结构上属于儿茶酚胺类，是神经递质，也是一种激素，主要由交感节后神经元和脑内肾上腺素能神

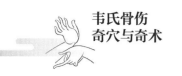
经末梢合成和释放，是脑内肾上腺素能神经末梢释放的主要递质，在疼痛脊髓下行抑制中起作用。多巴胺主要集中存在于黑质和纹状体，在基底神经节、脑岛、前扣带皮层、丘脑和中脑导水管周围灰质等脊髓以上区域起调节疼痛感知和镇痛作用。在推拿过程中，大脑释放具有镇痛效应的化学物质去甲肾上腺素、多巴胺。研究表明，推拿手法可促进脑内释放这些物质，使血浆中单胺类物质的含量下降，尿和唾液中的单胺类含量升高，使交感神经处于相对抑制状态，减弱血管收缩的作用，从而有益于血液循环，达到止痛的效应。

研究表明，按压手法可以使局部的血液循环暂时停滞，且压力越大，血灌注量就越少，按压一段时间后，局部组织的代谢产物（如 $CO_2$、乳酸、腺苷及 $H^+$ 等）堆积增多，这些代谢产物均有舒张血管的作用。随着按压手法的解除，周围的血液又会大量灌注到按压的局部，这时局部组织的基础代谢加快，不但减少疼痛物质的产生，还能降低局部疼痛物质的浓度。微循环的改善，供氧量的增加，使疼痛及肿胀现象得到缓解。

## 四、解剖学说

1924 年美国临床医师 Janet Travell 发现针刺或按压骨骼肌中膨大结节时，可引起相应肌肉的抽搐反应，并伴局部的强烈疼痛或者远处的牵扯痛，因此提出了肌筋膜疼痛触发点。

肌筋膜疼痛触发点在病理上的宏观表现为骨骼肌内的挛缩条

束，在这个挛缩条束上可触及疼痛结节，当疼痛结节被刺激后可引发强烈的酸、胀、痛感觉和相应肌群的局部抽搐现象。在电镜下可发现，挛缩结节内出现了线粒体的畸形、减少和核内移现象，并带有异常高频率的自发电位，刺激肌肉收缩会出现低电压的纤颤电位。

肌筋膜触发点在临床上可分为两种，一种为活化触发点，另一种为隐性触发点。其中活化触发点主要表现为局部疼痛、远处牵涉性疼痛、关节活动受限、易疲劳和失眠等症状，常常伴有自主神经特别是交感神经活动增强现象，与触发点疼痛有关的自主神经现象主要表现为：血管收缩或舒张、竖毛肌活动、皮肤滚动疼痛、对触摸和温度高敏感性、血流改变、异常出汗、反应性充血、烧灼感和皮肤划痕症等。

而隐性触发点在没有机械性刺激的情况下，不会产生自发性疼痛，当创伤、疲劳、免疫力降低、营养物质缺乏、人体姿势长期失衡等因素刺激隐性触发点时，它们可以转化为活化触发点，导致触发点疼痛区域的大面积疼痛，并经触发点通路传导至远处牵涉性疼痛和自主神经高度过敏，形成一组疼痛症候群。

有研究表明，人类 4 岁后才开始在某些肌肉出现触发点。4岁后的儿童有长时间保持肌肉收缩的机会，使供应这些肌肉的小血管受到压迫，造成局部的代谢产物堆积和供能需要增加，局部的酸性环境（高 $H^+$ 浓度）刺激该骨骼肌产生隐性肌筋膜疼痛触发点。尽管这些隐性肌筋膜疼痛触发点处于不发病状态，但是它们会使骨骼肌变得极易受到损伤，如机体内某种维生素和矿物质

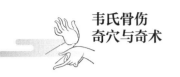
缺乏以及某种内分泌激素的减少等，使受累骨骼肌的肌筋膜疼痛触发点活化。

另外，根据肌肉尺寸原理，长时间持续静态工作，较小的Ⅰ型肌纤维首先被募集，最后下线。这种生理特征的肌纤维被称为灰姑娘纤维，易于产生肌筋膜疼痛触发点，在各种姿势肌中比例较高。而人们工作或生活中某些姿势处于低量、静止和持续的肌肉收缩超过30分钟，便引发肌肉肌筋膜疼痛触发点的形成，如果一块肌肉的疼痛触发点长期得不到治疗还会造成机体局部的力学失衡，而且同一力学功能的其他骨骼肌和拮抗肌也会受到间接的过用性损伤，最终产生触发点，造成整个关节的功能障碍。再者，当肌筋膜疼痛触发点处于靠近血管和内脏器官的位置，则会干扰相邻器官和血管的功能，从而出现相应症状。

肌筋膜疼痛触发点给人们带来的影响也是巨大的，Partanen等研究表明，至少40%的骨骼肌疼痛为肌筋膜疼痛触发点活化所致。Bonica指出，美国每年因慢性疼痛而丧失劳动力造成的损失数以十亿计。当前，随着生活节奏的加快和计算机的普及，肌筋膜疼痛触发点造成的慢性疼痛人群更是趋于逐年增高的趋势。因此，肌筋膜疼痛治疗方式的选择不得不需要引起全世界人们的重视和关注。

韦贵康教授通过多年的临床经验总结出来相关疾病在体表的反应点（线、区），即"韦氏奇穴"，它们主要分布在十二经脉、十二经筋及督脉、任脉的循行路线上或附近。除穴位点外，在脊柱旁和腹部有不同数量的反应点连在一起构成"线"，又称"线上联穴"；而手背外穴（区）侧是头、颈、肩及上背部疾病反应点的集中区域，足背外穴（区）侧是下背部、腰骶部疾病反应点的集中区域，均称为"区"。而这些反应点、区与线，亦是骨骼肌容易产生肌筋膜疼痛触发点的区域，这些区域的骨骼肌常因为过度疲劳或损伤，造成慢性持续肌节缩短，大大地增加局部能量的消耗和局部血循环的减少，从而引起异常的肌纤维运动终板处异常的放电，以致静息状态下肌肉持续痉挛，而这些异常肌运动终板神经末梢处的乙酰胆碱浓度在休息状况下存在着病理性增高，结果引起肌的后连接持续去极化，从而产生持续性肌节缩短和肌纤维收缩，因此出现了运动终板处的收缩结节。这种慢性持续肌节缩短将显著增加局部能量的消耗和减少局部血循环；局部缺血和低氧可刺激神经血管反应物质的释放，这些物质可使传入神经致敏而引起触发点疼痛，又可以刺激异常的乙酰胆碱释放，形成了一个正反馈环的恶性刺激，韦氏手法以"以通为用"为治法，采用理顺、推散、松解及反射等手法对这些易发且特定的反应点进行推拿，松解结缔组织粘连，调整筋膜系统，调节能量网络布局，打破这个区域的恶性循环，从而达到治疗疾病的目的。

## 五、生物信息学说

生物信息是调节和控制生命活动的信号，与物质、能量一起成为构成生物体的三大要素。生物信息一般可分为遗传信息、神

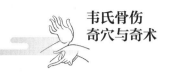
经和感觉信息以及化学信息。而神经和感觉信息靠电脉冲和神经递质携带和传递。神经系统接受内外环境中的信息，进行加工处理，调节和控制机体各部分功能。通常认为化学信息是除遗传信息、神经和感觉信息两类物质以外的化学物质所携带和传递的信息。生物体的各种功能能够有条不紊地进行，对环境能及时做出反应，是由于生物体内存在着通过各种各样的化学信息分子进行传递的信息系统。

生物电现象是生命活动的基本属性，在机体的一切生命过程中都伴随生物电的产生，所谓生物电现象是指生物体内产生的电位变化和电流传导及其与生命现象和功能的关系。生物体包括人体的各种组织和器官构成的基本单位是细胞，体内所有生理功能和生化反应都是在细胞及其产物的物质基础上进行的。生物体的细胞具有细胞膜结构，细胞膜是一种多相的各向异性的介电材料，它既具有较高的电阻率又具有电容性。生物细胞受到刺激，使细胞膜电位不断发生变化，膜电位的变化过程作为电容器的充、放电过程。由于细胞膜电位的变化产生了电信号，并且这种电信号能载有信息，同时在体内迅速传递。

引发生物电导致疼痛的因素分为两类：一类是机体内部的炎症或外伤因素导致机体内局部环境中电荷的不平衡。这种不平衡的电荷容易形成异常的生物电流，当异常的生物电流刺激感觉神经末梢就会引发异常的生物电，当这种异常生物电达到一定强度或频率时，就会产生疼痛。同时，这些刺激也会引起末梢神经的一系列电化学变化，产生各种致痛物质，引发疼痛的感觉。另一类因素是神经组织自身的生物电信号规律发生了变化而直接引起疼痛。

在施术过程中，患者出现酸、麻、痛等感觉，这些感觉会刺激细胞膜对钠和钾的通透性瞬间增加，此时钠离子流进细胞内，导致膜电位绝对值降低，出现去极化。如果钠离子通道持续开放，钠离子将会持续内流至钠离子电化学驱动力达到平衡为止。实际上，膜电位达到时钠离子内流就停止，此时膜对钠离子相对已不通透。钠闸门关闭时，钾闸门仍保持全部开放，电化学驱动力促使钾离子外流。钾离子外流使膜电位重新恢复至负值状态，此为复极化。可兴奋细胞对于刺激发生的跨膜电位变化，称为动作电位，这一刺激引起的电位改变足以使跨膜电位达到阈电位水平。

故韦氏奇穴可以以极小的能量和物质消耗，产生极大的生物效应，从而实现对人体的调控。

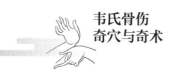
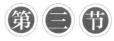

# 韦贵康学术思想与韦氏奇穴的关系

## 一、韦贵康教授学术思想

韦贵康教授从事中医骨伤科临床、教学、科研工作 50 余年，勤奋严谨、医德高尚、医术精湛、学术高超。近 30 多年来，韦教授重点开展脊柱损伤性疾病、脊柱相关疾病与整治手法的研究，并以手法治疗而著称，享誉国内外。其学术思想主要包括以下六个方面。

### （一）脊柱整体观

1. **脊柱解剖生理整体观**　韦贵康教授认为脊柱是人体的支柱，脊柱及其周围软组织是人体的一个平衡系统，其中椎体间的关节、椎间盘、韧带之间的稳定性产生内平衡，附着在脊柱周围的肌肉的稳定性产生外平衡。如腰椎，椎体间的两个关节突关节与椎间盘是连接构成椎体三点一面关系，其周围有韧带维持，保持椎体间内在平衡。脊柱前屈后伸，左右侧屈能保持一定姿态，是脊柱周围肌肉内外平衡维持的结果，内外平衡在静态或动态情况下都保持平衡。

此外，两个脊椎之间的结构及附属组织，构成单个功能单位，协调局部与整体关系。如腰椎内外平衡整体或部分被损坏，都会引起腰腿痛，如在临床中忽视这种内外平衡与腰腿痛的关系，缺乏相应的治疗，也会影响疗效。

胸椎，因还有肋椎关节，每侧两个，构成了七点平衡，胸椎内外平衡如有整体或部分失衡，会引起胸闷、背痛、心律失常。颈椎，因还有钩椎关节，每侧一个，构成五点平衡，颈椎内外平衡失调会引起颈性眩晕、颈性血压异常、耳鸣眼蒙等症状。

以上这些连接点，加之韧带相连，构成了脊柱内平衡；脊柱后、前、左、右侧的肌肉构成脊柱外平衡。脊柱内外平衡协调，保证了脊柱整体功能。

同时，脊柱是人体的中轴，四肢与头颅都间接或直接附着在脊柱上，四肢、头颅及躯干的负重、冲击，其作用力均通过脊柱传达。纵观脊柱侧面有四个生理弯曲：颈曲、胸曲、腰曲和骶曲，四个生理弯曲的存在，保证了脊柱的正常生理功能，对重心的维持和吸收震荡起重要的作用。此外，身体任何部位的动作协调，都需要依靠脊柱的调整平衡的完成。

脊柱每一个运动单元包括相邻两个椎体、椎间盘、关节囊包裹的小关节和相连的韧带。尽管附着在脊柱周围的肌肉不包括在运动单元内，但它们对运动单元功能的发挥至关重要。肌肉收缩推动椎体上的杠杆，做以椎间盘及小关节为轴的旋转、前屈、后伸及左右侧曲运动，韧带组织提供稳定性，限制和保护运动单元在正常生理范围内活动。尽管每一运动单元只有有限的运动范围，但所有运动单元彼此叠加，脊柱就具有很大的屈曲性和广泛

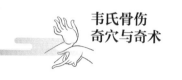
的运动范围。

脊柱结构受损伤则导致脊柱力平衡失调，改变正常的脊柱整体性。韦贵康教授对 320 例健康成年人和脊柱损伤亚健康状态患者的脊柱四个生理曲度进行了测量及统计分析，提出了脊柱四个生理曲度正常、代偿期及失代偿期的量化指标，研究结果提示脊柱平衡指数，即颈曲值加腰曲值之和除以胸曲值加骶曲之和之商值（即 K 值），可作为脊柱退变，特别是多段退变诊断与疗效评定重要参数。并探讨了四个生理曲度内在联系及其变化与颈肩腰腿痛的关系。任何脊椎的不正常移位所造成的消极作用将对骨骼肌肉系统、神经系统以及消化系统、内分泌系统、心血管系统带来整体上的连锁反应。韦贵康教授在临床上运用调曲手法整体调整脊柱四个生理弯曲，不仅使患者消除或缓解了椎体位移及有关症状，而且对椎体位移而引起的其他系统疾病或症状也常常会获得不同程度的疗效。

2. **脊柱损伤的整体观** 脊柱损伤性疾病，主要是脊柱内平衡（主要是小关节、韧带及椎间盘）与外力平衡（主要是肌肉）受到损害或破坏，使脊柱力平衡失调或炎性病变而出现的病症。脊柱损伤引起脊柱相关疾病一般病位是明确的，其病理变化是复杂的。因脊柱通过神经、血管与大脑、内脏等各个系统有密切联系。其病理改变可从量变到质变过程，也可涉及脑神经、胸神经、内脏等系统。多表现为局部炎症，血循障碍、肌痉挛、结构变化等。由于脏器生理活动障碍在早期多是功能性的，实验室理化检查多无阳性征象，且临床症状出现与脊椎损伤有一定时间差，故临床易忽视脊椎损伤为其病因，常被误诊为心血管系统或消化系统等系统的疾病。随着交感神经继发性病损的反复或持续，支配脏器的组织结构可出现器质性改变，此时实验室理化检查出现阳性征象，又作为相应脏器的疾病进行医治。

韦贵康教授认为，脊柱损伤性疾病应树立整体观，局部损伤对整体的影响，只看局部不见整体，是不全面的。因为脊柱系统是一个整体，构成脊柱的各个组成部分之间和脊柱与内脏功能之间在结构上是联系的，在功能上是相互协调的，在病理上是相互影响的。脊柱及其所联系的各个组织器官之间，都有各自不同的功能，而这些不同的功能，又都是整体活动的一个组成部分。这种相互联系的整体性，正是通过以脊柱为中心，经血管、神经、经络等联系实现的。同时也体现在脊柱与四肢、脏腑、经络、气血之间的生理与损伤后病理反应涉及各个方面。正是基于这种整体观，在分析病因病理时将会更加全面，在检查诊断上更加准确，为有效治疗提供客观依据。

**3. 脊柱损伤性疾病治疗的整体观**　韦贵康教授在脊柱损伤性疾病治疗过程中也注重整体观，临床以手法治疗脊柱损伤性疾病而闻名，同时也十分重视结合脊柱损伤性疾病内治法及辅助器械治疗的探讨研究。韦贵康教授认为应树立治疗脊柱损伤性疾病的整体观，重视辨证施治、主辅结合，例如临床上有的以手法或药物治疗为主，加以辅助措施，如牵引、烫疗、理疗等，且重视功能疗法，才能收到良好的效果。

韦贵康教授在运用理筋正骨手法治疗脊柱损伤性疾病过程

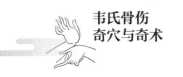

中，以中医基本理论为指导，以中医正骨手法为基础，结合现代解剖生理学、病理学与生物力学原理，创立"韦氏整脊十八法"正骨整脊手法，及配套理筋手法与对症手法，形成综合性的整脊手法系列。他特别强调以通为用的原则。从理论到实践逐渐形成了一套针对性强、施术步骤规范、以客观指标作为手法的定量标准的理筋正骨手法。韦贵康教授在运用理筋正骨手法配合他发明的专利产品移动式均衡牵引架治疗腰腿痛，利用生物力学平衡治疗脊柱损伤性疾病取得较好的疗效。体现了韦贵康教授治疗脊柱损伤性疾病的整体观。在运用正骨整脊手法治疗脊柱损伤性疾病的同时，也经常采用中药治疗，注重辨证施治，强调整体观，辨证分期、分型治疗，整体审察，如补肾通督、观察大小便情况用药等方法。

韦氏奇穴是基于韦贵康教授脊柱解剖生理、脊柱损伤及脊柱损伤性疾病治疗的整体观，由韦贵康教授及其弟子们在长期的临床实践中总结出的治疗脊柱相关疾病的特定穴位。

## （二）脊督一体论

韦贵康教授认为脊柱是督脉的通道，总督一身之阳经，人体中"背为阳中之阳""督为阳脉之海"，督脉旁通足太阳经，并与足太阳经多处重叠，经气交通，共主一身之阳。

《难经·二十八难》中记载："督脉者，起于下极之俞，并于脊里，上至风府，入属于脑"。《素问·气府论篇》在论述"脊椎法"时指出："督脉气所发者二十八穴：项中央二，发际后中八，面中三，大椎以下至尻尾及旁十五穴"。明确指出脊柱旁开的十五穴是"督脉气所发"。由此，《黄帝内经》以后，历代文献论述督脉穴位及足太阳膀胱经在脊柱旁的穴位主病，为督脉所发的疾病。

《黄帝内经》还指出督脉与脑、头面、五官、咽喉、胸、肺、心、肝、脾、肾、胃肠及生殖器官的联系，这些部位的病变都与督脉、脊椎有关。如《素问·刺热篇》中论述热病："三椎下间主胸中热，四椎下间主鬲中热，五椎下间主肝热，六椎下间主脾热，七椎下间主肾热"；《灵枢·杂病》中记载："厥，挟脊而痛至顶，头沉沉然，目䀮䀮然，腰脊强，取足太阳腘中血络"。《灵枢·经脉》中记载："督脉之别，名曰长强，挟膂上项，散头上，下当肩胛左右，别走太阳，入贯膂。""膀胱足太阳之脉……挟脊抵腰中……"。考"膂"乃脊柱两旁的肌肉，"挟膂""挟脊"实均指脊柱两旁。《灵枢集注·背俞》中记载："五脏之俞皆本于太阳而应于督脉"。

韦贵康教授指出，脊督是一个整体，构成脊柱的各个组成部分之间和脊柱与内脏功能之间在结构上是联系的，在功能上是协调的，在病理上是相互影响的。

脊柱的特殊解剖结构与脊柱及其相关疾病的发生有密切关系。脊柱是人体的中轴，四肢与头颅均直接或间接地附着在脊柱上，任何部位的负重、受冲击或压迫，其外力均可传达到脊柱。同时脊柱也是全身的主要平衡机构，身体任何部分的动作，都需要通过它的适当调整才能平衡地进行。因此人体各部分的活动均

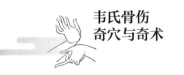
发生在脊柱的周围，这就构成了脊柱易发生损伤的主要因素。

现代医学的研究是从脊神经及交感神经与内脏器官的关系来认识脊柱相关性疾病的。脊柱及其所联系的各个组织器官之间，都有各自不同的功能，而这些不同的功能，又都是整体活动的一个组成部分。这种相互联系，是以脊柱为中心，通过神经、血管、经络等联络作用而实现的。它体现在脊柱与四肢，脊柱与脏腑、经络、气血、组织之间的生理与病理的各个方面。在病理上，脊柱与脏腑等存在着有机的联系。在发生病变时，脊柱的功能失常，可以通过神经体液因素反映于脏腑、肢体，肢体、脏腑的病变也可通过脊柱而表现出来。

督脉的循行类似脊髓与脊神经的走向；足太阳经行走于脊柱1.5寸旁线，类似交感神经在脊柱旁的位置；足太阳经3寸的旁线，几乎与脊神经后支的皮神经通路相一致。由此，韦贵康教授认为督脉、足太阳经（背部）穴位与相关脏腑器官疾病的发生有密切的相关性。督脉对调节脏腑功能有极其重要的作用。

## （三）姿态失衡论

脊柱与四肢骨关节病损，是人体疾病谱重要组成部分，它的发病原因是多方面的，如外伤、劳损、不良的生活工作条件与方式、气候变化影响、环境的污染、不良心理因素等方面。不良的生活、工作姿态是其重要成因之一，现就此问题阐述如下。

1. **姿态的概念与其意义**　姿态指身体架势即身体呈现的样子。人体正确的姿态指依据现代解剖学与人体生物力学，符合人体骨骼与软组织的生理要求，有利于人体健康的架势。

人们熟知一个健康的人体姿势的形态是："行如风，站如松，坐如钟，卧如弓"。工作、学习、吃饭、运动及搬物等，贯穿了人体一切的活动，都需要选择相应的姿态，有静态的姿势，也有动态的姿势。人体的姿态，能够影响到脊柱和四肢及其附带的骨骼与肌肉是否达到最少消耗、最少磨损，无论动静皆如此。

然而，良好姿态的衡量标准，不良姿态对人体健康的影响，特别是生活、工作、学习等姿态的养生之道，恐怕就鲜为人知了。

**2. 如何衡量你的姿态整体平衡**　正确、健康的姿态，最重要的就是平衡，当身体的前后左右重心都能达到平衡时，就是最完美的体态。好的体态除了让身体和各种机能运作良好外，还带来自信、美丽、匀称的身体。

要检视自己的体态是否正确、平衡，可从正面、侧面和背面三个方向着手。

**从正面观：**

（1）头部居中端正，下巴在两个锁骨交接的正上方。

（2）两肩与两锁骨等高，左右对称，正常的锁骨会呈现舒展、略为上扬的角度。

（3）鼻尖、下巴、胸骨柄、肚脐、耻骨联合，呈一直线。

（4）后枕部、胸椎、腰椎、骶尾椎，呈一直线。

（5）骨盆两侧髂前上棘略高起对称。

（6）双腿并拢时，两边膝关节的距离应该介于零指到两指

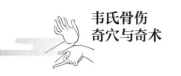

宽之间。

（7）站立时，两足有一个自然往外的角度，为8度~18度。

**从侧面观：**

（1）脊柱有四个生理曲度，其中颈曲与腰曲往前，胸曲与骶曲往后。

（2）枕骨粗隆，颈$_7$棘突末端，胸$_6$棘突末端，腰骶交界处，呈一直线。

（3）脚跟的线条垂直向下，是在静止状态下了解步态的重要依据。

**从背面观：**

（1）头部居中端正，大椎在双肩正中。

（2）双肩等高，左右对称。

（3）双侧手臂自然下垂，距离身体等距，双侧手肘、手腕等高。

（4）骨盆两侧髂后上棘对称。

（5）双侧股骨大转子等高，双侧臀下线相似且等高。

（6）双侧小腿直立，无膝内翻或膝外翻的情况。

（7）内、外侧踝关节等高，跟腱、跟骨直立，脚掌稍朝外转。

**3. 不要忽视不良姿态对健康的影响**　颈、肩、腰、腿痛的原因，除了急性外伤后遗、慢性劳损或感受风寒湿邪等原因之外，不良生活习惯、工作学习姿态，对脊柱与四肢慢性病损也会产生影响。目前"姿态决定健康"尚未引起人们足够重视，还有不少的头晕、头痛、血压异常、心律失常、失眠、胸闷、胃脘痛、糖尿病、抑郁症、疲劳症、性功能障碍症、月经痛及内脏功能紊乱等，共有约100种病，都与脊椎姿势不良有关。脊柱是姿势调控中心，脊柱平衡是良好姿势的基础，是生命的支柱，脊柱失衡是百病之源。

## （四）病理"六不通"论

韦贵康教授认为脊柱相关疾病是由于脊柱力平衡失调引起脊柱失稳、关节错位，压迫神经、血管而发生的内脏功能紊乱综合征。脊柱失稳，小关节紊乱、错位，周围软组织痉挛、挛缩，使人体气血运行不畅，经络阻滞不通。此外，气血不足，肝肾亏虚，脏腑功能失调，进而引起经脉、肌肉、筋膜、骨髓失荣，互为因果，引起疾病的发生。多属于中医的"痹症""痰症""痉症"等范畴。

韦贵康教授经对中医"不通"理论进行研究，针对脊柱相关疾病的病因学提出"六不通"理论：不正不通，不顺不通，不松不通，不动不通，不调不通，不荣不通。"即关节错缝则不通，肌纤维紊乱不顺则不通，肌痉挛或软组织粘连则不通，关节不动则不通，脏腑不调则不通，组织失荣则不通。

1. **不正不通**　各种原因引起督柱失去稳定性，两侧肌力失衡，微小关节移位，两侧小关节运动不相协调，脊柱关节的稳定性亦随之降低，发生椎体滑脱或椎间关节微小移位。椎骨发生解剖位移，位移后的椎骨刺激其周围的神经、血管、软组织等，这

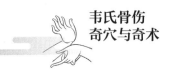

些相应的神经、血管等对所支配的部位造成功能性紊乱，进而出现一系列的内脏疾病的临床表现。中医学病因病机认为督柱不正，筋脉不顺，气血运行不畅，气滞血瘀，脏腑失却濡养则功能失常，引起脊柱相关疾病的发生。

临床上经常会遇到胸闷胸痛，甚至出现"胸痛彻背"等类冠心病症状的患者，心内科检查却无明显异常。在排除心脏问题后，骨伤科专科检查、拍片，可在胸椎某些节段发现小关节紊乱，经手法复位后，症状立即得到缓解。

2. **不顺不通**　脊柱失稳，常引起肌肉痉挛、筋骨脱槽、骨关节错缝、关节移位、肌纤维膜紊乱、脊柱错位、椎间盘突出、韧带钙化或骨刺等，造成压迫或牵扯而损害交感神经时，可引起自主神经功能紊乱，则可发生脊柱相关疾病。中医病机认为督柱周围筋膜挛缩，经络阻滞，气血运行不畅，气血失和，经脉不通，引起脏腑功能紊乱。

上腹饱胀、纳呆、嗳气吞酸等"痞满"症状也与脊柱有关。我们通常可在患者胸$_5$至胸$_{10}$椎体棘突及椎旁肌找到紧张带、压痛点，通过手法点穴及按胃肠走行方向，呈"S"形、"?"形手法松解可以有效缓解症状。

3. **不松不通**　脊柱周围肌肉、韧带等软组织损伤，伤侧椎旁出现肌肉痉挛，进而使关节突关节、钩椎关节或椎体边缘的韧带、肌腱附着点等发生充血、水肿、渗出，发展为纤维性变，以致肌肉、韧带、关节囊等发生粘连，形成瘢痕，出现伤侧椎旁软组织挛缩。进一步加重脊柱力学平衡失调，引起疾病的发生。中医病机认为粘连、纤维组织增生、组织变性和挛缩都可以引起筋脉拘急，脉道气血运行不畅，导致气滞血瘀，督柱及脏腑组织失却濡养，功能失调，引起脊柱相关疾病的发生。

研究表明，咽部异物感在排除肿物压迫、器质性改变等情况后，往往与颈椎（尤其是与颈 3、颈 4）有关，颈 3、颈 4 小关节错缝，会引起周围筋脉拘急，刺激和压迫支配咽部肌肉和黏膜的腺体的神经，就会导致咽部的病损而产生症状，当颈椎相应节段恢复"骨正筋柔"，咽部异物感随之消失。

**4. 不动不通** 脊柱周围软组织损伤，则骨骼肌、筋膜、韧带、关节囊及脂肪等软组织骨骼附着处的疼痛，累及所属肌肉或与其相关联的肌群进一步反射性和保护性反应收缩，出现肌痉挛，减少或限制关节活动，减少对损伤部位的刺激和减轻疼痛。肌痉挛又可破坏身体的协调和力学平衡，引起督柱不正，引发脊柱相关疾病。中医病机认为督柱积累性损伤，局部经脉气血瘀滞不通，气血失和，经脉不通，日久血瘀痰聚，累及肝肾、督脉，也可引起脊柱相关疾病的发生。

颈椎有前曲、后伸、左右旋和左右侧屈六个方向的活动度，比胸椎、腰椎活动范围大得多。长时间低头或固定一个姿势（如看手机、电脑）会使椎旁肌肉痉挛，小关节错缝，进一步刺激周围神经、血管，导致头晕、头痛、血压异常等一系列脊柱相关疾病。

**5. 不调不通** 脊柱失稳，周围软组织痉挛，刺激相应的脑神经、脊神经、自主神经、血管、软组织等，发生自主神经功能

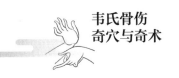

性紊乱，血液供应不足而出现一系列的临床表现。中医病机认为人体气、血、津液和脏腑功能失调是本病发病根本，两者相互影响。气、血不调，则脏腑活动失常；脏腑不调，则气、血、津液化生不足，脑髓和骨髓失却濡养，脉管空虚，气血运行无力，气血阻滞不通。血脉壅滞不通，会导致肌肉、筋膜、软骨、关节及骨髓失却营养，最易引起脊柱相关疾病的发生。

研究表明，腰骶椎错缝及骨盆旋移会导致骨盆交感神经丛受刺激（或受压）而使盆腔脏器功能失调，亦可造成月经失调、痛经等妇科症状，通过调整腰椎、骶髂关节，恢复骨盆旋转移位，可以有效治疗月经失调、痛经及不孕不育症。

**6. 不荣不通**　脊柱失稳，小关节紊乱、错位，周围软组织痉挛、挛缩，脊柱周围动静脉血管受损、痉挛，脊髓组织、神经根和周围组织供血不足，脊髓缺血缺氧，则功能紊乱，引发脊柱相关疾病。中医病机认为皮肉筋骨受营卫气血的濡养才能发挥正常的功能活动。若气血不足，腠理空虚，皮肤不荣泽，是肺不宣的征象，会导致脏腑经络功能紊乱，出现脊柱相关疾病。

性欲减退，阴茎痿而不举，失眠，记忆力减退，下腹部冷痛，腰背酸痛，甚至腰痛如折，畏寒肢冷等均属"不荣"的表现，临床上通过手法推经走气、整复关节、荣通脉络；配合中药内服外治，"补其不足""温经通络"，则沉疴可起，久病能瘥。

## （五）治疗"六通"论

韦贵康教授在治疗上以"通"为用，并归纳为"六通"，即：

正则通、顺则通、松则通、动则通、调则通、荣则通，以此达到治疗目的。

1. **正则通**　针对脊柱关节错缝，小关节微小移位，在治疗上要纠正移位，恢复脊柱中轴的骨性平衡。常常使用正骨手法复位错位的椎骨，错位小关节复位后才能解除其对周围的神经、血管、软组织的刺激，则气血通畅。

2. **顺则通**　脊柱骨关节错缝，则必然造成脊柱及周围肌肉组织肌纤维紊乱不顺畅，肌肉挛缩。在治疗上要顺通肌纤维组织，恢复肌肉气血的正常循行。常常使用理筋手法，如循经点按、推拿手法顺畅肌纤维，疏通气血。

3. **松则通**　肌痉挛或椎旁软组织粘连则筋脉不畅、气血不通。在治疗上要充分松解肌纤维组织粘连及挛缩肌肉，才能疏通气血运行通道，肌肉、神经及脏腑组织才能得到充分的濡养。

4. **动则通**　肌痉挛或椎旁软组织粘连则脊柱功能活动受限，小关节活动不利。在治疗上首先要纠正错位关节，并且要及时正确地进行功能锻炼，活动关节，并且松解粘连，从而达到疏通气血的目的。

5. **调则通**　不正、不顺、不松、不动则会造成脏腑功能不调，进而恶性循环，气血生化不足，不通。治疗上，要注重调理脏腑，比如调理脾胃，气血生化充足则气血通畅，全身组织得以濡养。

6. **荣则通**　气血循行不畅，脏腑功能不调，气血生化不足，脏腑、经脉失却濡养，进而督柱、脊髓、神经、脏腑不荣，

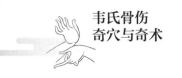
不能发挥正常的生理功能。治疗上，要调理脏腑并结合对症手法，疏通经脉，恢复气血循行。

韦贵康教授认为脊柱相关疾病引起临床症状的病理改变常常互为因果，相互影响，如骨不正则筋不柔，筋不柔则气血瘀滞，加重炎性病变；炎性病变刺激又更加重筋不柔，筋不柔则骨难正。因此，在临床上重视主辅方法的选择，动静结合，常可收到良好的治疗效果。

韦贵康教授治疗脊柱相关疾病以"六通"理论为基础，遵循"顺生理、反病理"，筋骨并重的原则，注重脊柱内外力学平衡、内外兼治，创新发展了韦氏脊柱整治三十六法，摸索总结出韦氏奇穴与奇术。

## 二、韦氏奇穴的研究基础与成果创新

### （一）从颈椎性血压异常的临床研究中发现韦氏奇穴

1978 年，韦贵康教授在使用旋转复位手法治疗颈椎病过程中，发现一些颈椎病伴有血压异常（高血压或低血压）的患者，随着颈椎病的治愈或好转，其血压异常也恢复正常或改善，经过论证，提示一部分血压异常与颈椎病有关，这在国内外文献中尚无系统的报道，遂暂时拟名为"颈椎性血压异常"。1978 年在《广西中医药》杂志首次报道，也是公开刊物的最早报道。

对此，韦贵康教授等人开展了以此为医学技术的研究课题，并根据工作开展情况，把研究分为了四个阶段进行。

第一阶段：1976—1978年，主要是临床初步观察，开始偶然发现手法治疗伴有血压异常的颈椎病，一部分血压异常可随颈椎病的改善收到相应的疗效，当时主要是以诊断治疗来确定颈椎性血压异常，总结出《颈椎旋转复位法治疗颈性血压异常37例初步观察》。

第二阶段：1979—1983年，进行临床研究并成立软组织损伤研究室与专科门诊。研究内容主要有三个方面：①手法对伴有血压异常的颈椎病与血压正常颈椎病的血压的影响；②调查人群高血压与颈椎病的关系，血压异常在颈椎病中的发生率；③观察手法治疗对颈椎病同时伴有血压异常、高血脂、眼底改变或脑血流图改变的疗效；观察结果写出《颈椎旋转复位法对血压影响的对照观察》《114例高血压与颈椎病关系的调查》《颈椎性血压异常123例临床表现及手法治疗效果观察》。

第三阶段：1984—1986年，继续进行临床研究，并予以推广应用，将成果通过办学习班或外出传授，推广到区内外一些单位以及中国香港、中国澳门、新加坡等地区与国家。写出《手法治疗颈椎病疗效观察与机制探讨》。

第四阶段：1987—1989年，主要是总结、提高验证阶段。从三个方面进行：①远期疗效随访；②急性动物实验；③对颈椎性血压异常病因病理诊断治疗进行理论探讨。写出《旋转复位法治疗颈椎性高血压104例远期疗效观察》《颈椎性血压异常动物实验观察（附50只家兔实验分析）》《浅论颈椎性血压异常

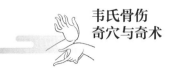
（讲义）》。

为了攻克这个重点科学技术研究项目，韦贵康教授等人在动物上进行试验分析，他们先对纳入研究的家兔采用3.5%的戊巴比妥钠静脉麻醉，从股动脉测其血压，然后分离椎动脉、颈交感神经节。并将这些家兔分为两组做试验，一组用电刺激；另一组用牵拉或者压迫刺激（用橡皮条轻轻牵拉），或者用动脉血管夹来夹住，刺激后予记录血压。

最后对这些数据进行统计分析得出：旋转复位手法治疗颈椎性血压异常有良好效果，而且证明了这些血压异常与颈椎病有关，故定名为"颈椎性血压异常"。

韦贵康教授在研究中还发现：除了运用旋转复位手法，单纯对患者胸锁乳突肌下三分之一前2厘米（天鼎穴，相当于颈动脉窦处）及下颌角后下3厘米、颈侧面中点的"反应点"进行特定方向的点、按、疏理，对于治疗颈性血压异常同样有效。这一发现让韦贵康教授及其弟子们惊喜不已，于是决定探索发现更多的通过手法对症点、按、疏理治疗可以取得治疗效果的"反应点"。可以说，韦贵康教授在八十年代初首次运用"反应点"（颈前穴和颈根穴）治疗"颈椎性血压异常"，为今后系统探索、总结韦氏奇穴打开了研究之门。

韦贵康教授认为"颈椎性血压异常"可分为中枢性的和外周性的血压异常，其机制是：血管运动中枢的低级部位在延髓网状结构，较高级的中枢在丘脑下部，更高级的中枢在大脑皮质的边缘叶新皮质。当颈椎有病损（尤其是上颈段）时，刺激颈交感神经（尤其是颈上神经节与颈下神经节），使颈内动脉神经与椎动脉神经兴奋性增高，致使丘脑下部的后部缩血管中枢与延髓外侧的加压区受到影响，不断发出异常冲动，使交感神经的兴奋性增高，血管平滑肌收缩增强，血管周径变小，血流阻力变大，导致高血压。

此外，颈交感神经节有纤维发到心脏，形成心浅丛和心深丛。故当交感神经的兴奋性增高时，心跳加快，冠状动脉舒张而导致血压升高。相反，当交感神经兴奋性降低，血流障碍，使脑缺血而影响丘脑下部的前部舒血管中枢与延髓内侧的减压区时，可导致低血压。由于血流的影响，右心室充盈量减少，心排出量减少而出现低血压。

由于脑内舒血管中枢的供应血管口径比缩血管中枢的供应血管大，并且对刺激的反应，后者比前者敏感，所以临床中高血压的发生率更高。如颈椎病损发生在下颈段，可引起上肢交感神经与血管功能障碍，而致外周性血压异常，发生在一侧上肢，多为低血压。

韦贵康教授认为，手法的治疗机制在于通过纠正颈椎的轻度移位，解除局部肌痉挛或改善血液循环、消除炎症，从而缓解对颈交感神经节的病理性刺激，故出现了颈椎病的治愈也伴随着高血压情况的好转。

经过韦贵康教授等人孜孜不倦的努力，在1983年，该研究项目通过阶段技术鉴定，并获广西科技成果奖；1991年，"旋转复位手法与治疗颈椎性血压异常疗效研究"（韦贵康为负责人），

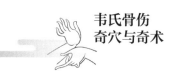

获国家中医药管理局中医药科技进步三等奖。撰写《旋转复位法治疗颈椎性高血压 104 例远期疗效观察》获广西科协与全国传统医学手法研究会优秀论文奖，本研究情况《健康报》与《广西日报》做了报道。撰写的《旋转复位法对血压影响的对照观察》一文被美国国立卫生研究院录用；其中一部分论文，一部分技术资料被推荐到中国香港展销，被选上参加国际学术会议，应邀到中国香港、新加坡做专题讲座和学术交流。

这一研究成果是医学领域内的创举，不仅为众多的患者解除了病痛，而且填补了当时的理论空白，这对当时的医学发展，有着重要的意义。

## （二）从脊柱相关疾病的临床研究中总结提出韦氏奇穴和奇术

对于手法治疗颈椎性血压异常的成果研究，这是韦贵康教授及其团队在脊柱相关病的认知研究上一个重要的突破口。他们发现在临床上一些颈椎病的患者，经手法治疗后，不仅原来的症状好转，一些连带症状，如头晕、偏头痛、眼花及咽部异物感也随之消失。

此外，在进一步的研究中发现，不少疾病是脊椎损伤引起的，他们认为除了颈椎错位会导致发病外，脊柱中几乎所有的椎体如果错位都会引发疾病，他们把类疾病称为"脊柱相关病"。

脊柱相关疾病是指颈椎、胸椎、腰椎的骨、关节、椎间盘及椎周软组织遭受损伤或退行性改变，在一定诱因条件下，发生脊椎关节错位、椎间盘突出、韧带钙化或骨质增生，直接或间接对神经根、椎动脉、椎静脉、脊髓或交感神经等产生刺激或压迫，引起的临床多种综合征。但是在当时，有关该方面的研究还是属于边缘学科，鲜有报道，关于该种疾病临床医生容易误诊、漏诊等，所以为了避免这种情况发生，韦贵康教授等人又开始倾注于"脊柱相关病"的临床研究。

他们在中医学的基础上，以西医解剖学为依据，通过了一系列的动物实验与模型研究，从而比较明确地阐述了脊柱相关病的发病机制。

韦贵康教授发现脊源性疾病在临床上可以见到局部或各个系统脏器功能紊乱引起的临床症状，这些损伤在体表多有"反应点"或"敏感点"。这些"反应点"不仅仅是单纯的压痛点，它们呈多元化特点，其主要表现为：局部疼痛、麻木、肿胀；肌紧张或痉挛，或皮下有结节；或解剖组织轻度位移；局部松弛，发白、发紫；或伴有皮肤冷热感，无汗或多汗等自主神经功能紊乱症状。这些"反应点"可以分布在经络上，与传统穴位（如风池穴、天鼎穴、环跳穴、缺盆穴、天宗穴等）相吻合；也可分布在经外。韦贵康教授将这些"反应点"命名为"韦氏奇穴"，并在针对这些韦氏奇穴进行治疗的过程中总结提出了六种特色治疗手法，包括：推散法、松解法、理顺法、传导法、反射法及叩击法，统称为"韦氏奇术"。

通过在理论和实验上的不断探索和总结，韦贵康教授及其团体撰写了众多的学术论文，在医疗领域内引起了同行的广泛关

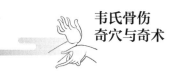
注，其中典型代表有：1991 年《中医正骨》杂志发表的《手法治疗颈椎性血压异常的研究》；2007 年由中华中医药学会骨伤分会汇编的《脊柱性糖尿病发病特点及中医治疗》；1996 年由《中国中医骨伤科》杂志发表的《脊柱损伤性疾病整治手法》《手法治疗胸椎小关节紊乱症伴心律失常临床观察》《手法治疗 24 例咽部异感症疗效观察》；在 1994 年 6 月由广西科学技术出版社出版了全国最早的此类专业出版物《软组织损伤与脊柱相关病学》，这一系列的科研文章、专业书籍的发表和出版，受到了广泛的关注与好评，其中《脊柱损伤性疾病整治手法研究与实践》（与陈小刚、黄有荣等合作）荣获广西教学成果奖二等奖，《脊柱损伤性疾病科研成果在教学上的推广与意义》荣获广西教学成果奖三等奖，《脊柱损伤性疾病与骨伤手法治疗研究》荣获广西科技进步奖二等奖。

韦贵康教授在临床研究中以骨伤科传统治疗手法为基础，结合现代解剖学、生理病理学和生物力学原理创新出了一套系统的整治脊柱损伤性疾病和脊柱相关疾病的手法——"韦氏治脊十八法"，包括：推散法、松解法、理顺法、拿筋法、叩击法、传导法、反射法、调理法、旋转复位法、角度复位法及侧旋提推法等十八种特色手法。"韦氏治脊十八法"科学安全、疗效确切，"稳、准、轻、巧"，在国内外骨伤科领域产生了广泛而深远的影响。

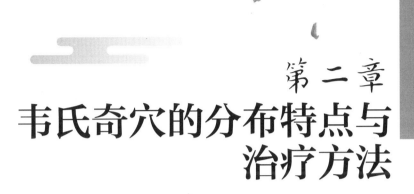

# 第二章
# 韦氏奇穴的分布特点与治疗方法

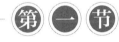

## 韦氏奇穴穴位分布特点

### 韦氏奇穴的特点

1. 韦氏奇穴不是单一的阿是穴，呈多元特点。其表现为：①疼痛、麻木、肿胀；②发白、发紫；③皮肤冷热感，无汗或多汗；④肌紧张或痉挛，或皮下有结节；⑤局部松弛，或乏力；⑥解剖组织轻度位移。

2. 穴位可在经外，也可在经上。

3. 适宜指法，不适宜针灸、小针刀方法。

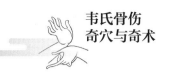

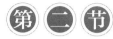

# 韦氏奇穴的主要治疗方法

## 整治手法适应证与操作要点

1. **推散法**　用于瘀症，如痛、紫、肿及筋结肌等症。操作要点：医者用拇指或掌根于局部与肢体成锐角，由肢体远端向近端稍用力推按 3～5 遍，疼痛以患者能忍受为度（图 2-2-1，图 2-2-2）。

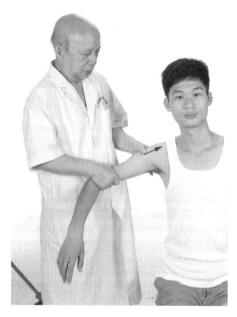

图 2-2-1　推散法（推峰下穴）

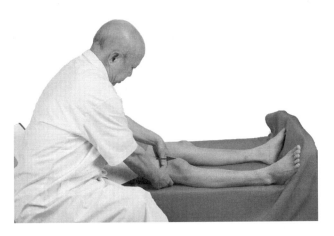

图 2-2-2　推散法（推髌外上穴）

2. **松解法**　用于关节粘连，肌痉挛等。操作要点：医者用拇指第一节局部稍用力点按，并用指端拨动 3～5 遍，疼痛以患者能忍受为度（图 2-2-3，图 2-2-4）。

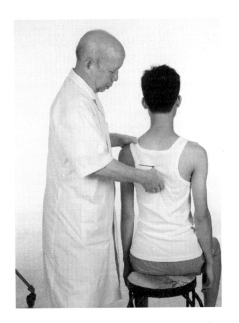

图 2-2-3　松解法（点按冈下穴）

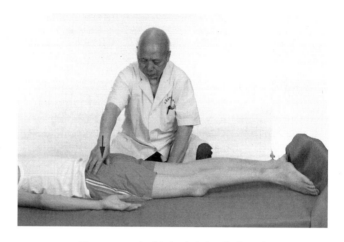

图 2-2-4　松解法（点按臀中穴）

**3. 理顺法**　用于筋出槽，气血阻滞，滑膜囊肿胀，肠道功能紊乱等。操作要点：医者于局部用手指或掌臂按照肌纤维、动静脉、滑膜囊、胃肠道的功能走行方向，进行理顺，理 3 ~ 5 遍，手法宜柔和。以肠道功能紊乱理顺法为例（图 2-2-5，图 2-2-6）。

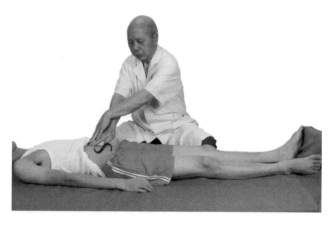

图 2-2-5　理顺法（腹部 "S" 线）

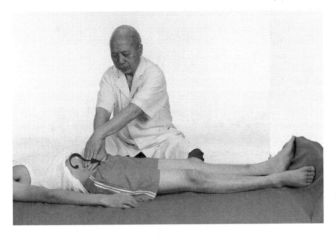

图 2-2-6　理顺法（腹部"？"线）

**4. 传导法**　用于经络传导障碍。操作要点：医者于局部用拇指按照经络行走方向稍用力推按 3 ~ 5 遍，以经线上有"得气感"疗效较好，疼痛以患者能忍受为度（图 2-2-7，图 2-2-8，图 2-2-9）。

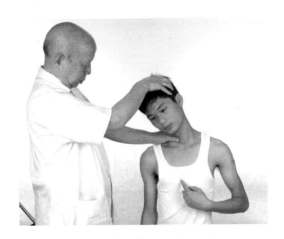

图 2-2-7　传导法（点按颈前穴）

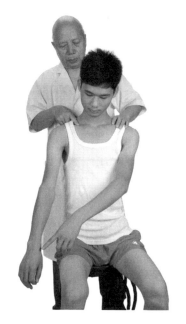

图 2-2-8　传导法（点按锁骨上穴）

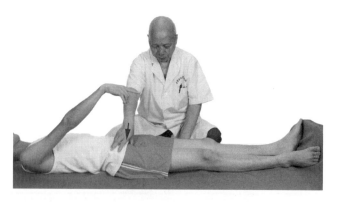

图 2-2-9　传导法（点按沟间穴）

5. **反射法**　用于经络反射障碍。操作要点：医者于局部用拇指指端指向病灶稍用力点按 3~5 遍，以病痛部有"得气感"疗效较好，疼痛以患者能忍受为度（图 2-2-10，图 2-2-11，图 2-2-12）。

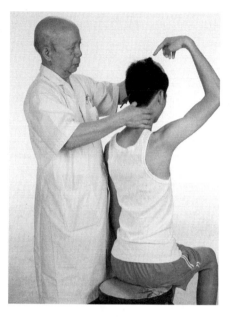

图 2-2-10　反射法（点按孔上穴）

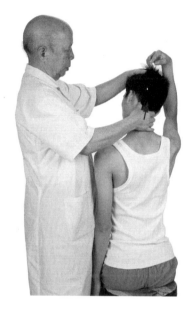

图 2-2-11　反射法（点按耳后穴）

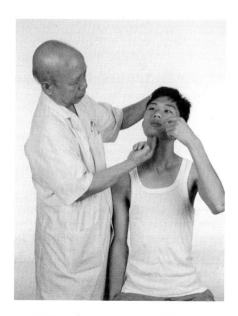

图 2-2-12　反射法（颌下穴）

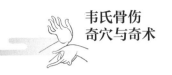

6. **叩击法**　用于有腔器官的功能病损。医者于局部用指端或掌侧方或空拳轻击 3～5 遍，疼痛以患者能忍受为度。此手法可 1 天 1 次或 2 天 1 次，7～10 次为 1 个疗程，一般做 1～2 个疗程（图 2-2-13，图 2-2-14）。

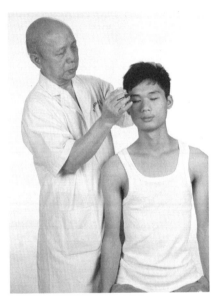

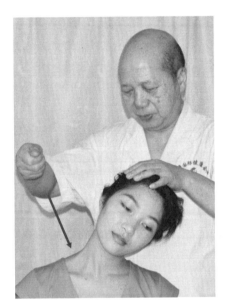

图 2-2-13　叩击法（叩击内眶上穴）　　图 2-2-14　叩击法（叩击颈根穴）

# 奇穴定位、作用、主治及操作要点

## 一、头、颈、颌部奇穴

### （一）内眶上穴

**1. 定位**　眉棱骨中点内侧 1 厘米（图 2-3-1）。

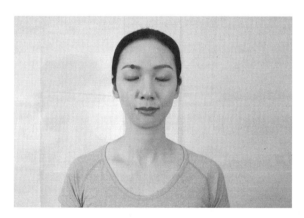

图 2-3-1　内眶上穴 定位

**2. 作用**　清头明目，解烦。

**3. 主治**　前额痛，心烦，易怒，失眠。

**4. 方法**　采用反射法。患者端坐位，医者站于后侧，用示指或中指指尖向患者头部方向稍用力点按，以患者感头额部"得

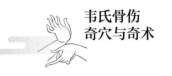

气"，局部微痛且舒适为度。注意操作时，用力不宜指向眼部，以免刺激眼部（图2-3-2）。

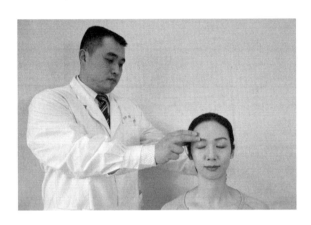

图 2-3-2　点按内眶上穴

## （二）孔上穴

1. **定位**　枕骨大孔上缘（图2-3-3）。

2. **作用**　镇静安神，调理气血。

3. **主治**　后头痛，顽固性失眠，不明原因低热，口干，肠胃功能紊乱。

4. **方法**　采用反射法。患者端坐位，医者一手扶持患者头部，另一手用拇指指尖于该穴向头顶方向推按，以患者感头顶部"得气"，局部微痛且舒适为度。时间5～10分钟。注意操作时用力方向要准确，力度要适中（图2-3-4）。

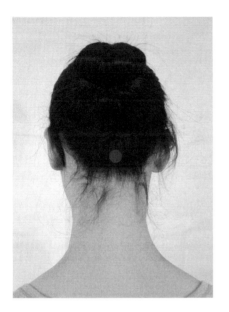

图 2-3-3　孔上穴 定位

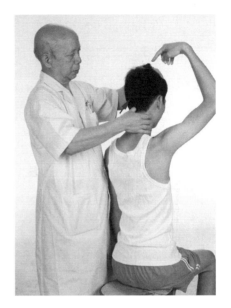

图 2-3-4　点按孔上穴

## （三）耳后穴

**1. 定位**　耳后 2 厘米凹处上方 1 厘米（图 2-3-5）。

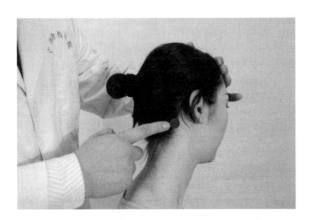

图 2-3-5　耳后穴 定位

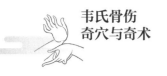

2. **作用** 散瘀，清头，止痛。

3. **主治** 头痛，眼蒙，耳鸣耳聋，咽部异物感。

4. **方法** 采用推散法、反射法。患者端坐位，医者一手扶持患者头部，另一手用拇指指向病灶点按，以头顶"得气"、舒适为度。此手法施术时间在 5～10 分钟为宜。注意操作时，用力方向指向病灶，力度要适中（图 2-3-6）。

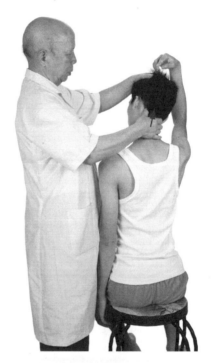

图 2-3-6　点按耳后穴

## （四）颈前穴

1. **定位** 胸锁乳突肌下三分之一前 2 厘米（图 2-3-7）。

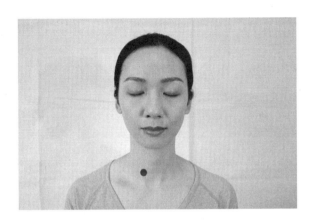

图 2-3-7　颈前穴 定位

2. **作用**　调理气血，疏经通络。

3. **主治**　颈累胀痛，心慌心跳，心律失常，血压异常。

4. **方法**　采用传导法。患者端坐体位，以右为例，医者右手扶持患者头部，使患者头偏右侧 30 度，左手拇指腹按于穴位上，轻轻斜向下按压，使胸口"得气"，以舒适为度，注意不宜用暴力（图 2-3-8）。

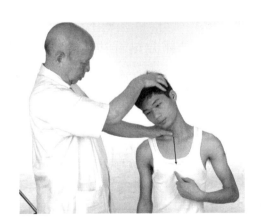

图 2-3-8　按压颈前穴

## （五）颔下穴

1. **定位**　下颌骨中点下后 2 厘米处（图 2-3-9）。

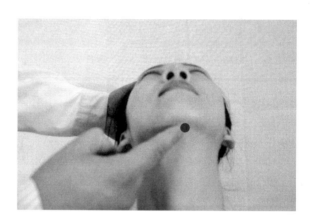

图 2-3-9　颔下穴 定位

2. **作用**　通络生津，止渴散瘀。

3. **主治**　头胀头晕，口渴口干，眼干鼻燥，失眠多梦。

4. **方法**　采用松解法、反射法。患者端坐位或仰卧位，医者一手扶患者头部，一手示指置于穴位上点揉按 2 ~ 3 秒放松，反复 3 ~ 5 遍。以局部微热舒适为度。注意操作时，用力适度，可令患者做吞咽动作数次，利于唾液分泌，疗效更佳（图 2-3-10）。

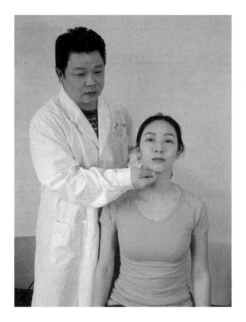

图 2-3-10　点揉颌下穴

## （六）颈侧穴

1. **定位**　下颌角后下 3 厘米，颈侧面中点（图 2-3-11）。

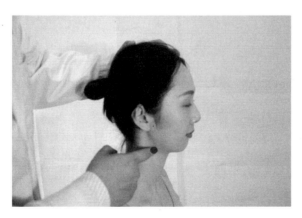

图 2-3-11　颈侧穴定位

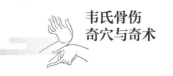

2. **作用** 疏经通络，清头宽中。

3. **主治** 头晕目赤，胸闷，耳鸣眼花，血压异常。

4. **方法** 用拇指指腹于穴位上揉按，从轻到重，方向或斜向上或斜向下，以患者舒适为度。注意操作时，力度适中。如两侧穴同时按压，时间不宜超过15秒，以免引起脑缺血性眩晕（图2-3-12）。

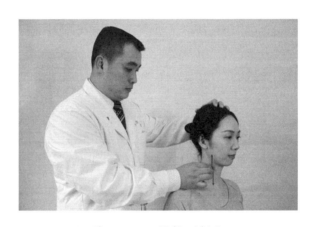

图 2-3-12 揉按颈侧穴

## （七）颈根穴

1. **定位** 颈根部外侧 3 厘米凹陷处内端（图 2-3-13）。

2. **作用** 松筋，解痉。

3. **主治** 颈肩疼痛活动受限，上胸部紧缩感。

4. **方法** 采用松解法、反射法、叩击法。患者端坐位，以右侧为例，医者左手将患头部向左侧偏30度，右肘尖置于穴位上，与肩部成90度，由轻到重点按，以患者能忍受为度。注意操作时，用力方向与脊柱平行，效果更佳（图2-3-14）。

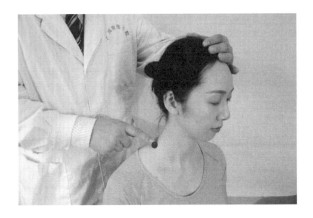

图 2-3-13 颈根穴 定位

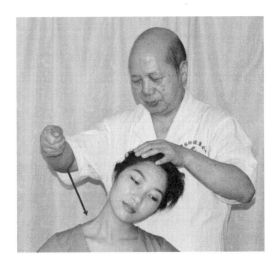

图 2-3-14 叩击颈根穴

## （八）锁骨上穴

**1. 定位** 锁骨中点上 1～2 厘米（图 2-3-15）。

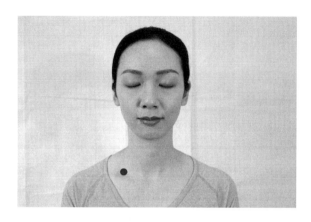

图 2-3-15　锁骨上穴 定位

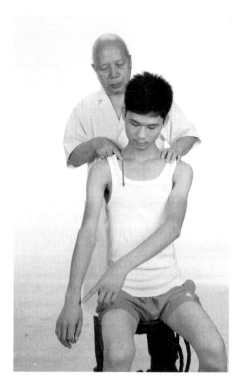

图 2-3-16　弹拨锁骨上穴

2. **作用**　舒筋通络,行瘀止痛。

3. **主治**　上肢麻痛,发凉,肌痉挛。

4. **方法**　患者端坐位,两手自然下垂放松,医者站于患者后侧,用示指或中指指端于穴位上轻轻弹拨,有麻感串至上肢,注意手法宜轻(图2-3-16)。

## 二、胸背部奇穴

### （一）上胸穴

1. **定位**　第 3 胸椎棘突旁开 2～3 厘米（图 2-3-17）。

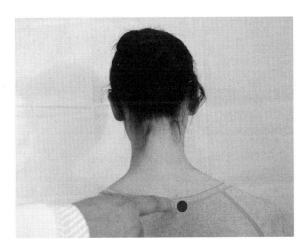

图 2-3-17　上胸穴 定位

2. **作用**　活络通阳，宽胸理气。

3. **主治**　胸闷，胸痛，咳喘，心慌心跳。

4. **方法**　采用松解法、反射法、叩击法。患者端坐位或俯卧位，医者用拇指指端置于穴位上，从轻到重按压，以患者胸部"得气"、舒适为度。注意操作时，用力适度，方向与躯干垂直（图 2-3-18）。

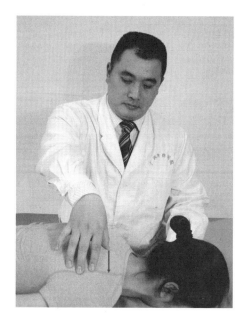

图 2-3-18　点按上胸穴

## （二）中胸穴

1. **定位**　第 7 胸椎棘突旁开 2～3 厘米（图 2-3-19）。

2. **作用**　理气通阳，舒肝利胆，散瘀止痛。

3. **主治**　胸痛，胃脘痛，反酸，呃逆，胆囊炎，糖尿病。

4. **方法**　采用松解法、反射法。患者端坐位或俯卧位，医者用拇指指端置于穴位上，由轻到重按压，以患者胸部"得气"、舒适为度，注意事项同"上胸穴"（图 2-3-20）。

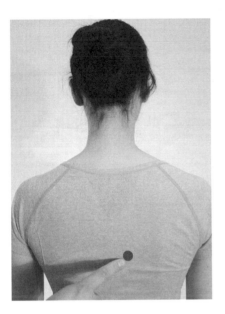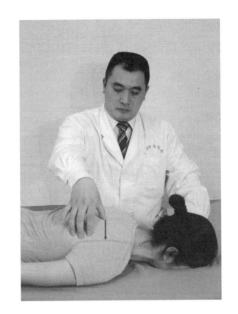

图 2-3-19　中胸穴 定位　　　　图 2-3-20　点按中胸穴

## （三）下胸穴

1. **定位**　第 10 胸椎棘突旁开 2～3 厘米（图 2-3-21）。

2. **作用**　散瘀理气，舒筋止痛。

3. **主治**　上腹痛，胁痛，大便异常，腰髂痛。

4. **方法**　采用松解法、反射法。患者端坐位或俯卧位，医者用拇指指端置于穴位上，由轻到重按压，以患者胸部"得气"、舒适为度，注意事项同"上胸穴"（图 2-3-22）。

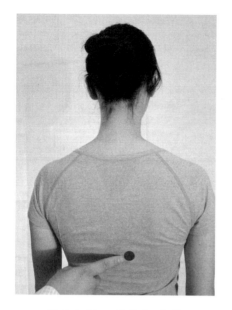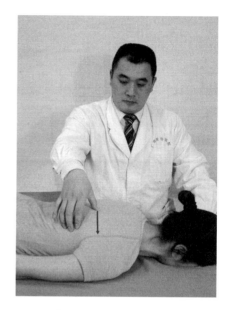

图 2-3-21　下胸穴 定位　　　　　　图 2-3-22　点按下胸穴

## （四）冈下穴

1. **定位**　肩胛冈中点下 2～3 厘米（图 2-3-23）。

2. **作用**　疏经通络，散瘀止痛。

3. **主治**　肩部不舒，上肢无力，麻木，疼痛。

4. **方法**　采用松解法、反射法。患者端坐位，医者站于后侧，一手固定肩部，另一手拇指指端于穴位上稍用力点按，以上肢"得气"、舒适为度，注意用力方向应与躯干垂直（图 2-3-24）。

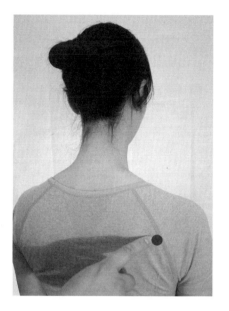
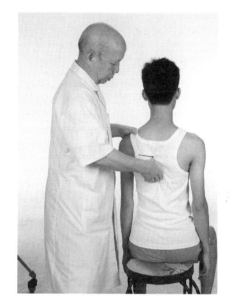

图 2-3-23 冈下穴 定位       图 2-3-24 点按 冈下穴

# 三、腰骶部奇穴

## （一）上腰穴

1. **定位** 第 2、3 腰椎棘突间旁开 2 ~ 3 厘米（图 2-3-25）。

2. **作用** 散瘀行气，通督补肾。

3. **主治** 腰痛，腹胀，大小便异常。

4. **方法** 采用松解法、反射法。患者俯卧位，医者用拇指、手掌根或半握拳置于穴位上，从轻到重按压或揉搓，反复操作，以局部微热舒适为度。注意用力要重些，使力透筋肌（图2-3-26）。

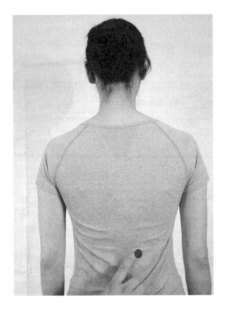

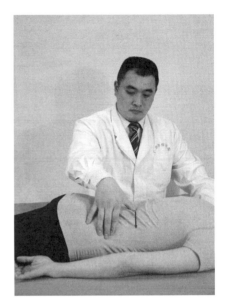

图 2-3-25　上腰穴 定位　　　　　　　　　图 2-3-26　点按上腰穴

## （二）下腰穴

1. **定位**　第 4、5 腰椎棘突间旁开 2～3 厘米（图 2-3-27）。

2. **作用**　祛瘀行气，健肾通督，舒筋通络。

3. **主治**　下腰胀痛或腰腿痛，下肢麻痛，腹痛，大小便异常。

4. **方法**　采用松解法、反射法。患者俯卧位，医者用拇指、手掌根或半握拳置于穴位上，从轻到重按压或揉搓，反复操作，或将下肢提抬松解，以局部微热舒适为度，注意事项同"腰上"（图 2-3-28）。

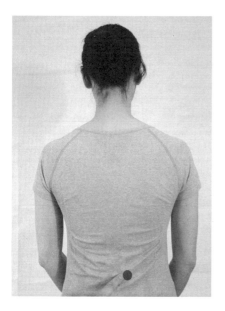

图 2-3-27 　下腰穴 定位

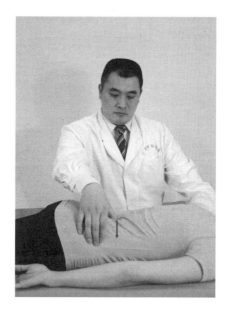

图 2-3-28 　点按下腰穴

特别提示：由于胸背及腰部穴位相对固定，上胸、中胸、下胸、上腰、下腰 5 穴可连成一线（图 2-3-29）。

## （三）臀中穴

**1. 定位**　臀部中央，相当于髂前上棘与骶尾关节连线中点外 2 厘米（图 2-3-30）。

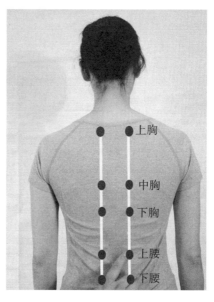

图 2-3-29 　背部联穴（2 条线）

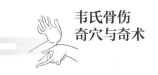

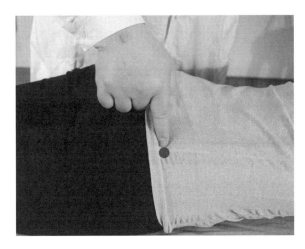

图 2-3-30　臀中穴 定位

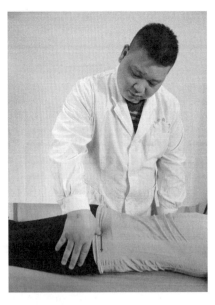

图 2-3-31　点按臀中穴

2. **作用**　解痉松解，舒筋通络，止痛。

3. **主治**　腰腿痛，会阴部坠胀，排尿异常，男性阳痿，女性月经失调。

4. **方法**　采用松解法、反射法。患者俯卧位，医者用拇指或肘尖置于穴位上，从轻到重点按，反复操作，用力较大，以患者能忍受、局部微热为度。注意手法时，应力达深部（图2-3-31）。

# 四、腹部奇穴

## 腹部联穴（2线）

1. **定位**　按胃肠走行方向，呈"S"形、"？"形。

2. **作用**　顺行疏理，解痉通里。

3. **主治**　腹胀便秘，食欲不振，消化不良，腹部脂肪过多。

4. **方法**　采用理顺法。患者仰卧位，医者将两手五指重叠，从上至下，从内至外，从右至左，轻揉按，呈"S""？"形反复数次，以患者腹部微热舒适为度（图2-3-32，图2-3-33）。

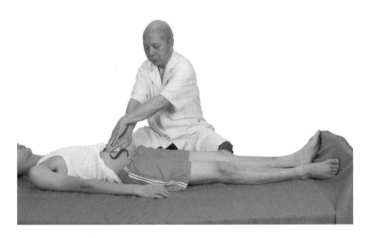

图 2-3-32　腹部线"S"线

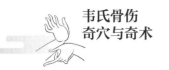

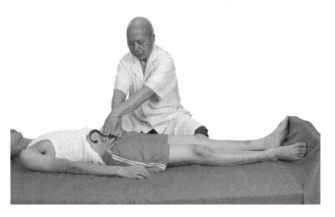

图 2-3-33 腹部线 "？" 线

# 五、四肢奇穴

## （一）肩外穴

1. **定位**　肩部外侧，肩锁关节内侧1厘米凹陷处（图2-3-34）。

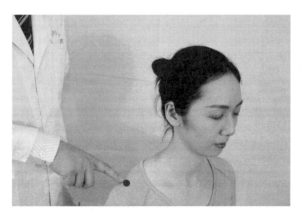

图 2-3-34 肩外穴 定位

2. **作用**　舒筋通络，行气止痛。

3. **主治**　上肢酸、麻、胀、痛。

4. **方法**　采用松解法、反射法。患者端坐位，医者立于患者身后，用拇指垂直点按松解 3～5 次，力度由轻到重，加压用力，以肢体微胀为"得气"。注意用力方向为垂直力，疼痛以患者能忍受为度（图 2-3-35）。

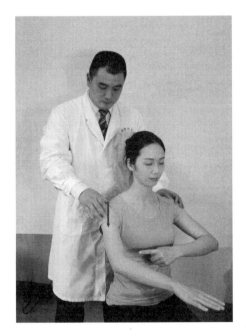

图 2-3-35　点按肩外穴

## （二）峰下穴

1. **定位**　肩峰下 2～3 厘米（图 2-3-36）。

2. **作用**　散瘀，消肿，止痛。

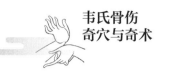

3. **主治** 肩痛，抬肩 90 度左右疼痛明显，再上抬疼痛反而减轻，肩峰下肿胀有压痛。

4. **方法** 采用理顺法、推散法。患者端坐位，医者用拇指于穴位斜向肩关节推按 3～5 遍，然后慢慢高举肩关节 3～5 遍（图 2-3-37）。

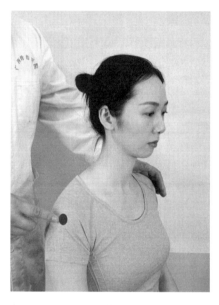

图 2-3-36 峰下穴 定位

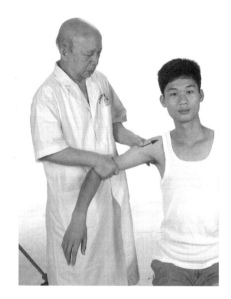

图 2-3-37 点按峰下穴

## （三）肘前穴

1. **定位** 肘前横纹中点下 2～3 厘米（图 2-3-38）。

2. **作用** 散瘀，消肿，止痛。

3. **主治** 肘关节疼痛，肘前肿胀，活动受限。

4. **方法** 采用推散法、理顺法。患者端坐位，医者用拇指于穴位斜向肘关节推按 3 ~ 5 遍，然后慢慢活动肘关节 3 ~ 5 遍。
如关节肿胀者，手法后做关节屈伸活动数次，有利于肿胀消退
（图 2-3-39）。

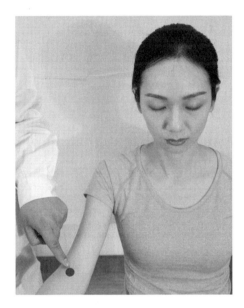

图 2-3-38　肘前穴 定位

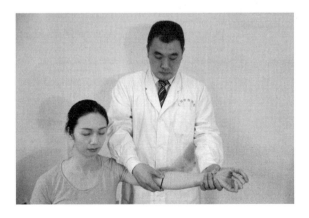

图 2-3-39　推按肘前穴

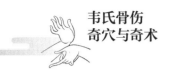

## （四）手背外穴（区）

1. **定位**　手部背侧第 4、5 掌骨之间中点（图 2-3-40）。

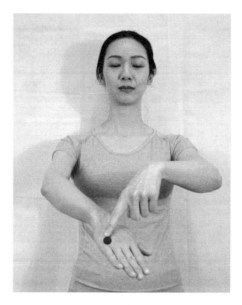

图 2-3-40　手背外穴（区）定位

2. **作用**　祛瘀止痛，舒筋通络。

3. **主治**　痛症，特别是头痛、颈痛、牙痛、肩痛；以及呃逆，心悸，尿少。

4. **方法**　采用反射法。患者端坐或仰卧位，医者用拇指置于穴位上，向上 30 度稍用力点按，以患者能忍受且手法后舒适为宜，反复操作 3～5 遍。注意操作时寻找最痛点进行手法，止痛效果更佳（图 2-3-41）。

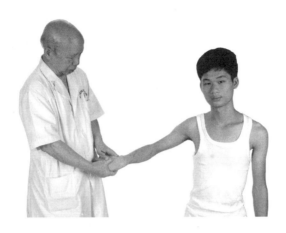

图 2-3-41　点按手背外穴

## （五）髂前穴

1. **定位**　髂前上棘外侧 1 厘米（图 2-3-42）。

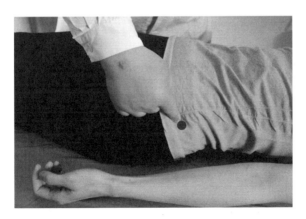

图 2-3-42　髂前穴 定位

2. **作用**　祛瘀，散结，调理经络。

3. **主治**　髂腰疼痛，下肢疲劳或麻胀。

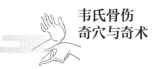

**4. 方法** 采用反射法。患者端坐位或仰卧位，医者用拇指、示指指端于局部对按，即示指固定，拇指用力点按，以下肢有麻木感为宜。注意操作时对应均匀用力，才能收到应有的效果（图2-3-43）。

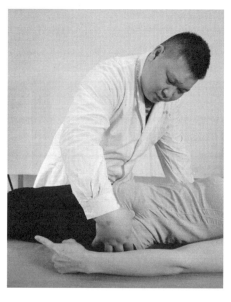

图 2-3-43 点按髂前穴

## （六）沟间穴

**1. 定位** 腹股沟中点稍上，股动脉搏动最明显处稍上方（图2-3-44）。

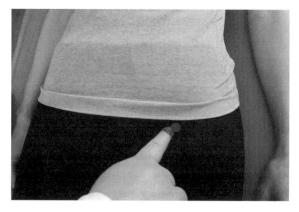

图 2-3-44 沟间穴定位

**2. 作用** 活血化瘀，疏通气血。

**3. 主治** 气滞血瘀，血运障碍，筋骨失养，骨蚀，筋痿。

**4. 方法** 采用传导法。患者仰卧位，医者用拇指探及患者股动脉搏动最明显处后，将拇指横置于该处稍上方，用力加压点按，阻断动脉 20 秒后，突然放开拇指，以患者自觉下肢灼热感为"得气"。注意拇指用力不宜粗暴，以患者能忍受为度（图 2-3-45）。

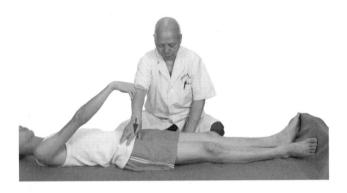

图 2-3-45　点按沟间穴

## （七）髌外上穴

**1. 定位**　髌骨外上方 2～3 厘米（图 2-3-46）。

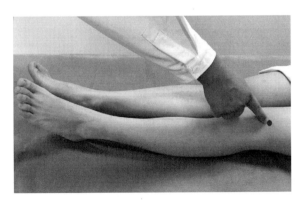

图 2-3-46　髌外上穴 定位

2. **作用** 散瘀，消肿，止痛。

3. **主治** 膝关节疼痛肿胀，特别髌骨外上肿胀明显者。

4. **方法** 采用松解法、理顺法。患者仰卧位，医者用拇指置于穴位上，向膝关节方向推按，反复操作 3 ~ 5 遍，并做膝关节屈伸活动。注意操作时力量由轻到重（图 2-3-47）。

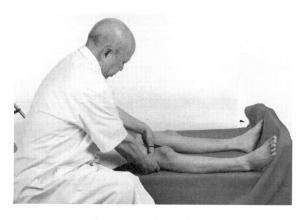

图 2-3-47 推髌外上穴

## （八）足背外穴（区）

1. **定位** 多在足背外穴（区）侧跖骨 4、5 之间中点（图 2-3-48）。

2. **作用** 祛瘀止痛，舒筋通络。

3. **主治** 痛症，特别是头痛、颈痛、牙痛、肩痛；呃逆，心悸，尿少。

4. **方法** 采用反射法，患者端坐位或仰卧位，医者用拇指置于穴位上，向上 30 度稍用力点按，以患者能忍受且手法后

舒适为宜，反复操作 3 ~ 5 遍。注意手法由轻到重，适度而止
（图 2-3-49）。

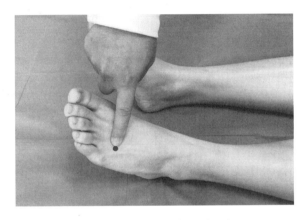

图 2-3-48　足背外穴（区）

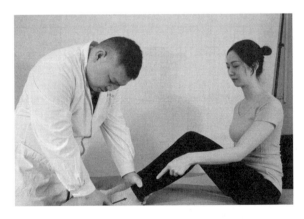

图 2-3-49　点按足背外穴（区）

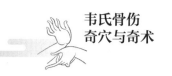
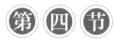

# 治疗适应证、禁忌证与注意事项

## 一、韦氏奇穴治疗适应证

韦氏奇穴主要适用于治疗脑神经、枕三角、枕大神经、颈动脉窦、星状神经节、脊神经、自主神经及各大关节滑膜囊等组织病损，局部反应点（或区，或线）明显的疑难杂症。例如颈性头痛、头晕、失眠及血压异常；脑缺血与瘀血所致诸症；心律失常、心慌心悸、口干口渴及咽部异物感；大关节无原因肿胀、胃脘痛、腹胀腹痛、痛经及性功能障碍等疾病。

## 二、韦氏奇穴治疗禁忌证

1. 患有较重内脏器质性疾病慎用。
2. 年老体弱、妇女月经期慎用，妊娠期禁用。
3. 患有癌症、骨肿瘤及骨结核等骨病者禁用。

## 三、治疗时注意事项

韦氏奇穴治疗操作宜手法不宜针法。手法操作应"稳、准、轻、巧、透"，用力应柔和，避免用猛力、暴力。

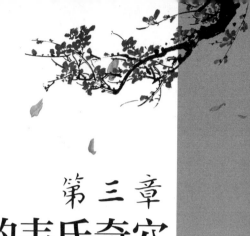

# 第三章
# 脊柱相关疾病的韦氏奇穴与奇术治疗

## 头痛

【概述】

头痛是患者的主观体验，它可以是脑神经功能障碍或器质性病变的一种表现，也可以是颈椎疾病的症状之一。本节主要论述与颈椎病有关的头痛。

【病因病理】

颈椎病所致颈性头痛的病因病理，一般认为是因颈椎骨质增生，颈椎的正常位置发生改变，内外平衡失调，肌肉、韧带、关节囊等软组织损伤，肌肉紧张或痉挛继发无菌性炎症导致：①刺激、压迫、牵拉头部敏感软组织；②刺激、压迫椎动脉周围的交感神经丛或颈部其他交感神经，致椎基底动脉系统或颅内外动脉

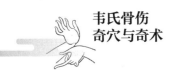

痉挛，肌肉血循环障碍，可游离出并积蓄致痛物质，以致头痛等症状。

【临床表现】

1. **症状**

（1）颈部不适感：多数患者有颈部不适感（酸、胀、沉、紧等）。

（2）头痛：主要为后枕部疼痛，常为两侧性，并向头顶部放射，严重时还可向眼部、颌部放射，在咳嗽、打喷嚏或大笑时可加重头痛。

（3）伴随症状：头昏，眩晕，走路不稳，伴有同侧肩膀、上肢疼痛或麻木感，头痛与上肢痛一起加剧或减轻，有时伴耳鸣、听力下降、视力减退等。

2. **体征** 颈肌紧张，颈椎旁有压痛，久病者可摸及条索状或硬结状反应物；颈椎棘突有不同程度的偏移，偏移侧有饱满感；颈椎活动度受限。

3. **临床检查** 颈椎 X 线检查可见颈椎生理弯曲有不同程度的改变；颈椎的钩突有 2～4 个不等的变尖且密度增高，齿状突不居中，寰齿间隙及寰枢间沟左右不对称；齿状突顶点超越颚枕连线，亦可能有寰椎的侧块与枕骨髁融合在一起。以上异常的 X 线改变并非全部具备，一般以 2～3 项存在居多。脑血流图检查常提示血管紧张度增高（病久者则降低），血流量左右不对称。脑电图检查无异常发现。

## 【诊断】

### 1. 诊断要点

（1）有颈椎病史：颈椎旁有压痛点，或触及条索状或硬结状反应物。

（2）头痛：主要为后枕部疼痛，常为两侧性，并向头顶部放射，头部活动或颈部姿势的改变可影响头痛的程度。

（3）颈椎 X 线检查：颈椎生理弯曲有不同程度的改变，并见颈椎的某些病理改变。

（4）颅内外检查排除其他器质性疾患。

### 2. 鉴别诊断

头痛在许多疾病发病过程中发生，本病应注意与颅内外病变（如颅内肿瘤、脓肿、寄生虫病、脑炎或脑膜炎），颅腔邻近器官以及神经血管疾病引起的头痛相鉴别。

## 【治疗】

### 1. 内眶上穴

（1）定位：眉棱骨中点内侧 1 厘米（图 3-1-1）。

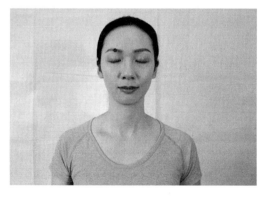

图 3-1-1　内眶上穴 定位

（2）作用：清头明目，解烦。

（3）主治：前额痛，心烦，易怒，失眠。

（4）方法：采用反射法。患者端坐位，医者站于后侧，用示指或中指指尖向患者头部方向稍用力点按，以患者感头额部"得气"，局部微痛且舒适为度。注意操作时，用力不宜指向眼部，以免刺激眼部（图 3-1-2）。

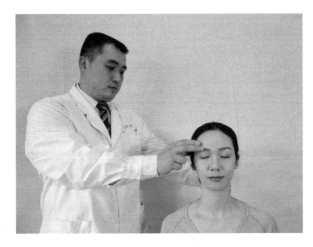

图 3-1-2  点按内眶上穴

## 2. 孔上穴

（1）定位：枕骨大孔上缘（图 3-1-3）。

（2）作用：镇静安神，调理气血。

（3）主治：后头痛，顽固性失眠，不明原因低热，口干，肠胃功能紊乱。

（4）方法：采用反射法。患者端坐位，医者一手扶持头部，另一手用拇指指尖于该穴向头顶方向推按，以患者感头顶部

"得气"，局部微痛且舒适为度。施术时间以 5 ~ 10 分钟为宜。
注意操作时用力方向要准确，力度要适中（图 3-1-4）。

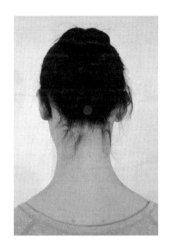 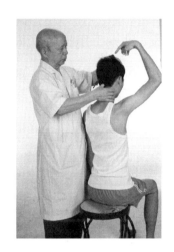

图 3-1-3　孔上穴 定位　　　　图 3-1-4　点按孔上穴

## 3. 耳后穴

（1）定位：耳后 2 厘米凹处上方 1 厘米（图 3-1-5）。

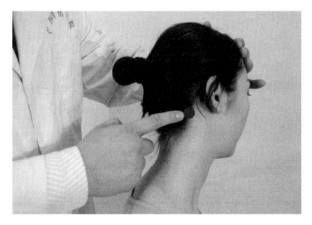

图 3-1-5　耳后穴 定位

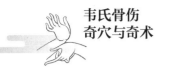
（2）作用：散瘀，清头，止痛。

（3）主治：头痛，眼蒙，耳鸣耳聋，咽部异物感。

（4）方法：采用推散法、反射法。患者端坐位，医者一手扶持头部，另一手用拇指指向病灶点按，以头顶"得气"、舒适为度。时间 5 ~ 10 分钟。注意操作时，用力方向指向病灶，力度要适中（图 3-1-6）。

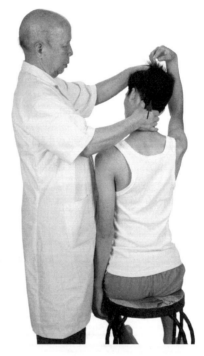

图 3-1-6　点按耳后穴

### 4. 足背外穴（区）

（1）定位：多在足背外穴（区）侧跖骨 4、5 之间中点（图 3-1-7）。

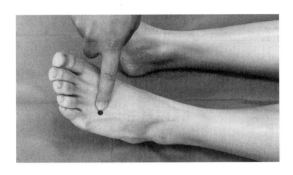

图 3-1-7　足背外穴（区）

（2）作用：祛瘀止痛，舒筋通络。

（3）主治：痛症，特别是头痛、颈痛、牙痛、肩痛，呃逆、心悸、尿少。

（4）方法：采用反射法，患者端坐位或仰卧位，医者用拇指置于穴位上，向上 30 度稍用力点按，以患者能忍受且手法后舒适为宜，反复操作 3 ~ 5 遍。注意手法由轻到重，适度而止（图 3-1-8）。

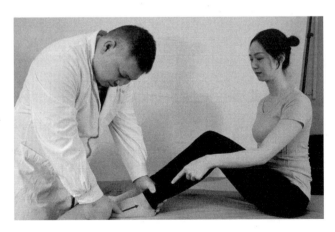

图 3-1-8　点按足背外穴（区）

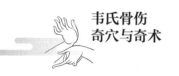

**【不良反应】**

一般无不良反应，如有头晕不适，可暂时卧床休息，检查生命体征，再做相应处理。

**【预防与调理】**

保持生活愉快和有规律的生活、工作、学习。早晚宜进行颈椎功能锻炼，长期伏案工作者应每隔1小时左右活动一下颈部，也可以进行"犀牛望月"式功能锻炼等（注："犀牛望月功"源于《八段锦》之"五劳七伤望后瞧"）。睡眠时枕头宜松软，高度以自己握拳竖放时的高度为宜。掌握用眼和用脑的保健常识，平时用眼、用脑要注意适度。

# 眩晕

**【概述】**

眩晕，是指患者感觉周围物体或自身在旋转、升降和倾斜的运动幻觉。与脊柱相关的眩晕，多见于颈部疾患所致的椎动脉受刺激（或受压），使脑供血不足而出现的综合征。刺激（或压迫）椎动脉最常见的原因是颈椎病，故此病症称为颈性眩晕或椎动脉压迫综合征。

**【病因病理】**

眩晕属中医"眩晕""头晕"范畴。常因外伤、劳累等致病因素使颈椎轻度移位（如颈曲改变、骨关节错位、滑膜嵌顿等），周围软组织痉挛或炎性病变导致椎动脉受刺激（或受压）而供血受阻，使椎 - 基底动脉系统缺血，进一步引起脑内微循环障碍而致病。

颈性眩晕，由于颈椎结构与椎动脉走行的特点，其好发部位是寰枢椎与第5颈椎，因为寰枢椎区的椎动脉有4个弯曲，本来血流容易不畅，一旦局部有病损，则更影响血液的循环。资料表明，第5颈椎的椎动脉孔距离椎体最近，故一旦第5颈椎有病损亦容易影响椎动脉的血流，引起相应组织缺血而致眩晕。

**【临床表现】**

**1. 症状**

（1）眩晕：为首发症状，有时为早期唯一症状。眩晕与颈部转动有关。其表现为旋转感、倾斜感、摇动感或失稳感等，发作时间多为数秒、数分钟或2～3周才缓解；缓解期症状可仍有轻度存在；严重眩晕者当颈部体位改变时出现突然晕倒，但意识清楚，视听力正常，数秒或数分钟即完全恢复。

（2）伴随症状：①头痛，椎基底动脉供血不足时，侧支循环血管扩张，血流量增加导致头痛，其发生部位多在枕部或两颞部，位置较深，多存在胀痛、困重感，常伴有恶心、出汗等；②严重时有运动障碍，脑干缺血累及锥体束时发生轻度肢体瘫痪，常为单瘫或四肢瘫；有的会出现延髓麻痹症，如吞咽障碍、

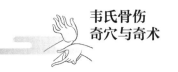
喝水反呛、语言不清或声嘶；还有的会出现单侧或双侧面神经麻痹等；③听觉与视觉障碍，内庭动脉缺血可致耳鸣、听力减退，甚至耳聋；大脑后动脉与脑干缺血可有眼蒙、失明，还可导致视物发黑、幻视、复视或眼球震颤等。

### 2. 体征

颈部活动受限，局部压痛，触及肌痉挛，钝厚感，棘突或横突偏移，头颈部体位改变时眩晕加重。

### 3. 临床检查

X线检查可有颈椎病的表现，病变部位多发于寰枢椎或第5颈椎。进行椎动脉造影可有梗阻现象；脑血流图可有枕乳导联异常改变；脑电图可有电压降低，颞区有移动性慢波，血脂正常或增高等。

### 【诊断】

### 1. 诊断要点

（1）多发生于中年以上，有颈部不适感，或有颈部活动障碍，或活动时局部有摩擦音。

（2）头晕，与颈部体位改变有关，多同时伴有头痛、耳鸣、恶心，严重者出现猝倒，或伴有视觉功能障碍等。

（3）颈椎棘突旁有压痛，或肌痉挛，或棘突/横突偏移，位置性眩晕试验阳性。

（4）颈椎X线检查：有异常发现，或椎动脉造影有梗阻现象。

（5）其他检查：脑血流图可有枕乳导联异常改变，脑电图可有电压降低等。

**2. 鉴别诊断**

颈性眩晕须与梅尼埃病、良性阵发性位置性眩晕、大脑（颞叶）中枢性眩晕等疾病相鉴别。

**【治疗】**

**1. 耳后穴**

（1）定位：耳后2厘米凹处上方1厘米（图3-2-1）。

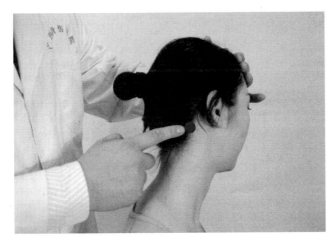

图 3-2-1  耳后穴 定位

（2）作用：散瘀，清头，止痛。

（3）主治：头痛，眼蒙，耳鸣耳聋及咽部异物感。

（4）方法：采用推散法、反射法。患者端坐位，医者一手扶持患者头部，另一手用拇指指向病灶点按压，以头顶"得气"、舒适为度。时间5~10分钟。注意操作时，用力方向应指向病灶，且力度要适中（图3-2-2）。

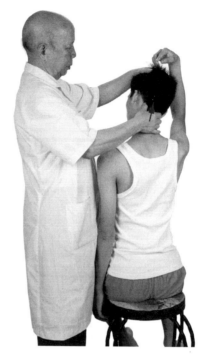

图 3-2-2 点按耳后穴

## 2. 颌下穴

（1）定位：下颌骨中点下后 2 厘米处（图 3-2-3）。

（2）作用：通络生津，止渴散瘀。

（3）主治：头胀头晕，口渴口干，眼干鼻燥，失眠多梦。

（4）方法：采用松解法、反射法。患者端坐位或仰卧位，医者一手扶患者头部，一手示指置于穴位上点揉，每次按 2~3 秒放松，反复 3~5 遍。以局部微热舒适为度。注意操作时，用力适度，如令患者做吞咽动作数次，利于唾液分泌，疗效更佳（图 3-2-4）。

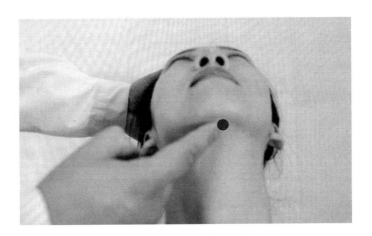

图 3-2-3　颌下穴 定位

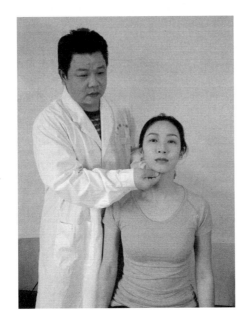

图 3-2-4　点揉颌下穴

## 3. 颈侧穴

（1）定位：下颌角后下 3 厘米，颈侧面中点（图 3-2-5）。

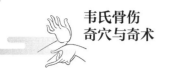

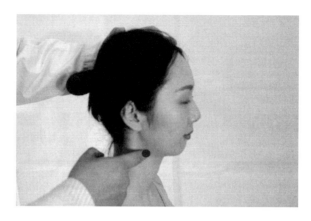

图 3-2-5　颈侧穴 定位

（2）作用：疏经通络，清头宽中。

（3）主治：头晕目赤，胸闷，耳鸣眼花，血压异常。

（4）方法：用拇指或示指指腹于穴位上揉按，由轻到重，方向为斜向上或斜向下，以患者舒适为度。注意操作时，力度应适中。如两侧穴同时按压，时间不宜超过 15 秒，以免引起脑缺血性眩晕（图 3-2-6）。

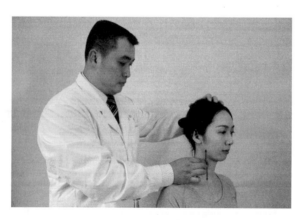

图 3-2-6　揉按颈侧穴

**【预防与调理】**

1. 防止颈部外伤，一旦有外伤，应及时治疗，避免留下隐患继发眩晕。

2. 不宜长时间让颈部在一个强迫体位下工作，睡枕不宜过高；应加强颈部各项活动的功能锻炼，宜多做头部后伸位左右旋转运动（又称"犀牛望月"）。

3. 冬天要注意颈部保暖，防止颈部受凉，颈部出汗多时不宜过度吹风或洗冷水等。

4. 如有颈椎病的早期表现，应及时治疗，避免病情的发展。

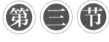

# 顽固性失眠

**【概述】**

与脊柱相关的顽固性失眠多见于颈部疾患所致的交感神经受刺激（或受压），使大脑的兴奋性增高，造成入睡困难及维持睡眠困难。

**【病因病理】**

顽固性失眠属中医"不寐"范畴。当颈椎小关节错位或增生的骨赘直接压迫或刺激椎动脉、颈交感神经节，会导致椎动脉痉挛，椎-基底动脉供血不足，反射性地使大脑中枢神经兴奋、增

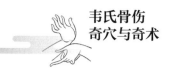
高或影响到自主神经次高级中枢——下丘脑的功能而导致睡眠障碍。此外，亦可由于颈部肌肉痉挛、僵硬，导致颈曲改变，使颈部血管神经等软组织受到牵拉或挤压，造成交感神经功能紊乱和血管痉挛，从而影响大脑的供血，使脑内二氧化碳的浓度增高，从而使大脑中枢神经的兴奋性增强，导致顽固性失眠。

**【临床表现】**

**1. 症状**

（1）患者一般颈部活动常受限，局部疼痛或疼痛不明显。

（2）常见睡眠障碍（入睡困难及维持睡眠困难）、多梦、心情烦躁或易于冲动等情志症状。

（3）可见枕部疼痛、头晕头沉、胃纳不佳、神经过敏或精神疲劳等类似神经衰弱的症状。

（4）伴随症状：①记忆力减退，因精神不足容易疲劳，注意力不能集中；②皮肤发绀、发凉、干燥、多汗，或毛发干枯、脱落，指甲干燥无光泽等。

**2. 体征** 颈部活动受限，局部压痛或触痛。睡眠障碍与头、颈姿势的改变有明显的关系，不少患者感到头部在某一特殊姿势时，睡眠障碍和颈椎病症均会减弱，而另一种姿势时，则加重。因而，有些患者常保持一定的被迫体位。

**3. 临床检查** X线检查可见颈椎骨质增生或椎间盘病变，韧带钙化或骨化，颈曲改变等。颈椎病的肌电图检查，可见一侧或两侧上肢肌肉中出现纤颤电位。有条件的话，可行体外诱发电位检查。

## 【诊断】

### 1. 诊断要点

（1）患者有头晕、头沉、睡眠障碍、多梦、心情烦躁或易于冲动等情志症状。

（2）有些患者常在颈部特殊体位下易于入睡。

（3）X 线片示：颈椎有退行性变，如椎间隙狭窄、钩椎关节不对称、增生、小关节错位、椎间孔狭小以及骨刺等。

（4）必要时行星状神经节或颈上交感神经节以及高位硬膜外封闭，有助于诊断。

（5）其他检查：肌电图检查或体外诱发电位检查常可见异常征。

### 2. 鉴别诊断

（1）精神性睡眠障碍：以睡眠障碍为主要症状，患者自觉症状的严重性，常与客观观察及检查不一致，重度精神病的抑郁症、躁狂状态、神经错乱和精神分裂症等也有睡眠障碍的情况，但这种睡眠障碍多由于长期的思想矛盾或精神负担过重或病后体衰等原因所引起的，一般无颈部症状与阳性体征。

（2）环境性睡眠障碍：这种睡眠障碍多由于环境影响所致，如卧室光线太亮、声音太闹或卧具不合适等。一旦环境改变，睡眠障碍便会不治而愈。

## 【治疗】

### 1. 内眶上穴

（1）定位：眉棱骨中点内侧 1 厘米（图 3-3-1）。

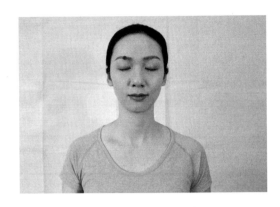

图 3-3-1　内眶上穴 定位

（2）作用：清头明目、解烦。

（3）主治：前额痛，心烦，易怒，失眠。

（4）方法：采用反射法。患者端坐位，医者站于后侧，用示指或中指指尖向头部方向稍用力点按，以患者感头额部"得气"，局部微痛且舒适为度。注意操作时，用力不宜指向眼部，以免刺激眼部（图 3-3-2）。

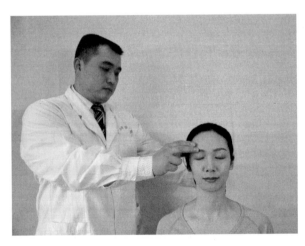

图 3-3-2　点按内眶上穴

## 2. 孔上穴

（1）定位：枕骨大孔上缘（图 3-3-3）。

（2）作用：镇静安神，调理气血。

（3）主治：后头痛，顽固性失眠，不明原因低热，口干，肠胃功能紊乱。

（4）方法：采用反射法。患者端坐位，医者一手扶持患者头部，另一手用拇指指尖于该穴向头顶方向推按，以患者感头顶部"得气"，局部微痛且舒适为度。时间 5～10 分钟。注意操作时用力方向要准确，力度要适中（图 3-3-4）。

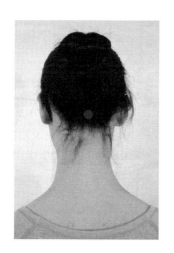 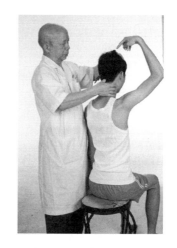

图 3-3-3　孔上穴 定位　　　　图 3-3-4　点按孔上穴

## 3. 颌下穴

（1）定位：下颌骨中点下后 2 厘米处（图 3-3-5）。

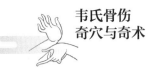

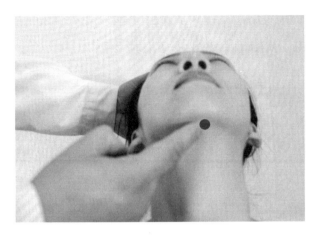

图 3-3-5　颌下穴定位

（2）作用：通络生津，止渴散瘀。

（3）主治：头胀头晕，口渴口干，眼干鼻燥，失眠多梦。

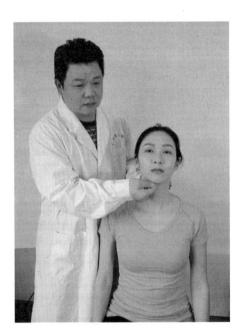

图 3-3-6　点揉颌下穴

（4）方法：采用松解法、反射法。患者端坐位或仰卧位，医者一手扶患者头部，一手用示指置于穴位上点揉按2~3秒后放松，反复3~5遍。以局部微热、舒适为度。注意操作时，用力应适度。施术时，可令患者做吞咽动作数次，利于唾液分泌，疗效更佳（图3-3-6）。

【注意事项】

一般来说，常采用按摩疗

法治疗失眠，不宜用叩砸、提弹等兴奋手法，应采用有镇静安神作用的、缓慢轻柔的表面按摩或深部按摩。

**【预防与调理】**

1. 保持正确的睡姿，使用合适的枕头。以仰卧、侧卧为宜。枕头应选择软硬适中，枕宽需超过自己的肩宽 10～20 厘米，高度在 10～15 厘米。睡眠时，枕头的位置应在脖子的后方，不要放在后枕部，以免抬高头部，使颈部肌肉疲劳，颈曲变直或反张。

2. 纠正不良的姿势和习惯。

3. 头颈部轻微的扭伤以及落枕对产生和诱发颈椎病起着一定的作用，所以不要轻视这些轻微的外伤而延误治疗，一旦得病，要及时、彻底地治疗。

4. 选择适当的锻炼项目，增强体质。

5. 饮食不节、情志抑郁往往会引起机体的气血失调，并致痰湿停滞，这些对颈椎病都有一定影响。另外，平时可多食少量的核桃、山茱萸、黑芝麻等补肾的食物，以及木瓜、当归等舒筋活络的食物，对于颈椎病亦有预防作用。

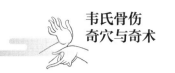

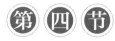

# 耳鸣耳聋

## 【概述】

耳鸣、耳聋都是听觉异常的病症，是听觉系统受到各种刺激或本身病变产生的一种主观的声音感觉。以患者自觉耳内鸣响，如闻潮声，或细或暴，妨碍听觉者称耳鸣；听力减弱，妨碍交谈，甚至听觉丧失，不闻外声，影响日常生活者称为耳聋，症状轻者称为重听。本节主要讨论因颈椎急、慢性损伤所致的耳鸣和耳聋，又称为颈源性耳鸣和耳聋。中医属"耳鸣、耳聋"范畴。

## 【病因病理】

颈椎的急、慢性损伤或退行性改变，引起颈椎内外平衡失调，易发生颈椎解剖位置的改变。由于机体代偿机制的作用，颈椎解剖位置的改变如可自行缓解，尚不致产生明显的临床症状。若机体失去代偿，颈椎的解剖位移，就能刺激或压迫颈部交感神经或椎动脉，交感神经的鼓室丛受到刺激后可产生耳鸣、耳障；发生椎 - 基底动脉系统供血不足或迷路动脉血管反射性痉挛，从而导致内耳血循环急、慢性障碍，也可引起耳鸣和耳聋。

耳鸣和耳聋因年龄不同其病因也有所不同。青壮年患者，因无严重的颈椎骨关节病损，其内耳血循环障碍多为血管痉挛所致；老年患者，颈椎骨关节病损较严重，且多有不同程度的脑动脉硬化症，其内耳血循环障碍多呈慢性过程。

【临床表现】

1. 症状

（1）耳鸣、耳聋为主要症状，颈椎急性损伤引起的耳鸣，音调较高，属感音性耳鸣，多伴有重听甚至耳聋现象，呈间歇性发作，且与头部位置的改变有关，颈部压痛点与耳鸣多在同一侧，同时伴有轻重不等的脑血管、神经症状，青壮年颈椎损伤者多属此类。颈椎慢性损伤引起的耳鸣多呈持续性，时轻时重，继而出现重听、耳聋症状，为双侧性（或一侧较重）感音性耳鸣，呈缓慢发展趋势，老年人的颈源性耳鸣和耳聋多属此类。

（2）颈活动度受限，颈肌紧张，局部压痛或疼痛不明显。

（3）伴随症状：多伴有眩晕、头痛、视力异常等症状。近年来国内外有学者把耳前庭症状列为"椎动脉型颈椎综合征"的主要症状之一，认为在眩晕发作时，半数以上患者会伴有耳鸣，约 1/3 患者会出现渐进性耳聋。

2. 检查

（1）局部检查：颈活动度受限，颈肌紧张，颈椎两旁有明显压痛感，第1、2颈椎棘突或横突有偏移，头颈部位置改变时症状加重。

（2）X 线检查：可见颈椎生理弯曲有不同程度改变，第1至第4颈椎棘突可有不同程度偏移或脱位；椎动脉造影有梗阻现象；脑血流图检查可有枕乳导联异常改变等。

【诊断】

1. 有颈椎病、头颈部外伤史或长期慢性劳损史，耳鸣耳聋

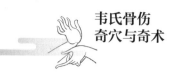
与颈椎病同时发生或继发其后。颈活动度受限，局部有压痛，颈椎棘突或横突有偏移。

2. 耳鸣的轻重与颈椎病的轻重有直接关系，且多与颈椎病单侧损伤的部位同侧；随着颈椎病的手法复位或牵引治愈后耳鸣亦明显减轻或消失，后者更能证实颈源性耳鸣的诊断。

3. 多伴有眩晕、头痛、视力改变等症状，位置性眩晕试验阳性。

4. X线检查：颈椎生理弯曲有不同程度的改变，上颈段棘突或横突有不同程度偏移或脱位，寰枢椎半脱位者可考虑此病。椎动脉造影有梗阻现象。脑血流图检查可有枕乳导联异常。

5. 耳科检查：排除外耳道炎、耵聍栓、急性中耳炎、慢性中耳炎、咽鼓管阻塞、鼓室积液、耳硬化症以及听神经瘤、噪声性聋、药物中毒性耳聋等；另外，腭帆肌肌肉痉挛与鼓膜张肌、镫骨肌等强烈收缩时引起的肌源性耳鸣，他人亦可听见"咯咯"声与"咔嗒"声，属于客观性耳鸣，易与颈源性耳鸣（亦属于主观性耳鸣）相区别。

【鉴别诊断】

本病须与梅尼埃病、真性听力障碍、药源性耳聋、先天性耳聋等疾病相鉴别。

【治疗】

1. 耳后穴

（1）定位：耳后2厘米凹处上方1厘米（图3-4-1）。

（2）作用：散瘀，清头，止痛。

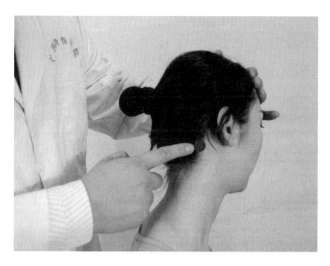

图 3-4-1　耳后穴 定位

（3）主治：头痛、眼蒙、耳鸣耳聋、咽部异物感。

（4）方法：采用推散法、反射法。患者端坐位，医者一手扶持患者头部，另一手用拇指指向病灶点按，以头顶"得气"、舒适为度。时间 5～10 分钟。注意操作时，用力方向应指向病灶，力度要适中（图 3-4-2）。

**2. 颈侧穴**

（1）定位：下颌角后下 3 厘米，颈侧面中点（图 3-4-3）。

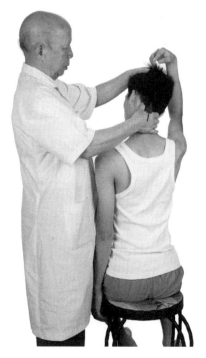

图 3-4-2　点按耳后穴

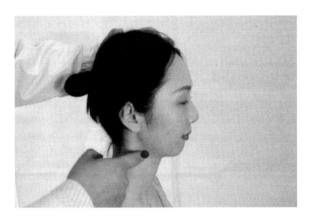

图 3-4-3 颈侧穴 定位

（2）作用：疏经通络，清头宽中。

（3）主治：头晕目赤，胸闷，耳鸣眼花，血压异常。

（4）方法：用拇指或示指指腹于穴位上揉按，从轻到重，方向或斜向上或斜向下，以患者舒适为度。注意操作时，力度要适中。如两侧穴同时按压，时间不宜超过 15 秒，以免引起脑缺血性眩晕（图 3-4-4）。

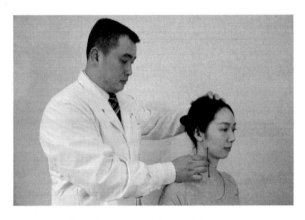

图 3-4-4 揉按颈侧穴

## 【护理与预后】

1. 防止颈部外伤，一旦受伤，无视轻重应及早救治。

2. 不宜使颈部长时间处于被迫体位，长期低头工作的患者应每隔1小时左右活动一下颈部肌肉和关节，可进行"米"字或"犀牛望月"式功能锻炼。

3. 注意颈部保暖，尤其老年人和小孩更应注意防止颈部受风寒湿等外邪的刺激。

4. 每日早、晚做颈椎操，加强颈部锻炼。

5. 忌饮咖啡、浓茶、酒等刺激性饮料。注意多休息。

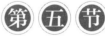

# 眼胀眼蒙

## 【概述】

颈椎病或颈部软组织损伤后可出现眼胀眼蒙等症状，并伴有颈部酸累、疼痛及活动受限，而眼科检查又无明显的器质性病变。此类病症多由颈椎、胸椎（主要是上段胸椎）发生解剖移位后造成功能性失调而导致颈交感神经受刺激（受压）引起一系列改变所造成的。

## 【病因病理】

颈椎、椎间盘、椎间韧带等组织由于积累性劳损和退行性病

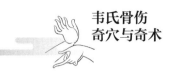

变，可使其解剖位置改变，刺激颈上神经节及分布在椎动脉、关节囊、项韧带等组织的交感神经末梢及椎骨内的脊膜反支形成病理性刺激，从而引起眼胀眼蒙等一系列反射性症状。

**【临床表现】**

**1. 症状**

（1）主诉眼胀眼蒙，可伴有视疲劳、视力下降、干涩、怕光、流泪、眨眼不止或一过性黑蒙等症状。

（2）多为间歇性出现，多在疲劳、落枕、天气变化或心情欠佳时症状加剧。并会出现单眼或双眼疼痛、眼球后方疼痛、眼球向后拉扯感的症状。

（3）常伴有颈痛、颈部酸胀不适、头晕、头痛，或血压偏高、眼压增高、失眠、多梦、食欲欠佳、心悸及胸闷等症状。

**2. 体征**　颈肌紧张或痉挛，颈椎棘突及棘突旁压痛，颈椎棘突有 2～4 个呈不同程度的偏歪，颈部活动受限，以后伸明显，胸椎棘突有 2 个或 3 个不等的病理性偏歪，以胸$_{2-5}$多见。

**3. 检查**

（1）眼科检查：无器质性病变。

（2）颈部 X 线检查：颈椎生理弯曲有不同程度的改变，以上、中段变直较为多见。常见第 3、第 4 颈椎略有反张，第 3、第 4、第 5 颈椎椎体前下角有骨质增生；颈椎钩突有不同程度的增生性变化，钩椎关节左右不对称；齿状突不居中，寰齿间隙左右不等宽，寰椎侧块左右长短不一，寰枢间沟左右宽窄不一等，有轻度或半脱位之阳性征。

（3）脑血流图检查：提示常有枕乳导联异常，提示脑血流较正常差，血管紧张度增高。

【诊断】

（1）该病症多见于中老年，患者常有颈部外伤或慢性劳损史。

（2）眼胀眼蒙与头颈姿势改变有明显关系，不少患者感到头颈部在某一特殊姿势时眼部和颈椎病症状均减轻，而另一种姿势时则加重，患者常保持一定的强制保护性姿势；点按颈项部敏感穴时，诸伴随症状有缓解或短暂消失；经眼科检查无明显器质性改变，用相关眼药治疗常收效不明显。

（3）颈肌较紧张，触摸颈部有 2～4 个颈椎棘突呈不同程度的偏歪，胸椎棘突有 2 个或 3 个不等的病理性偏歪，以胸$_{2-5}$多见。

（4）X 线片：显示有颈椎生理曲度变直或颈曲存在，但上段变直，寰枢椎关节有半脱位表现。

【鉴别诊断】

本病须与眼内的深部组织（视网膜、视神经、脉络膜等）疾病、颅脑内疾患相鉴别。

【治疗】

1. 内眶上穴

（1）定位：眉棱骨中点内侧 1 厘米（图 3-5-1）。

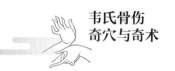

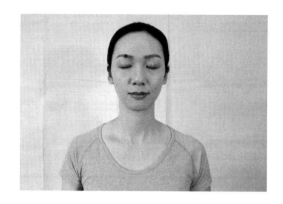

图 3-5-1　内眶上穴 定位

（2）作用：清头明目，解烦。

（3）主治：前额痛，心烦，易怒，失眠。

（4）方法：采用反射法。患者端坐位，医者站于后侧，用示指或中指指尖于穴位，向头部方向稍用力点按，以患者感头额部"得气"，局部微痛且舒适为度。注意操作时，用力不宜指向眼部，以免刺激眼部（图 3-5-2）。

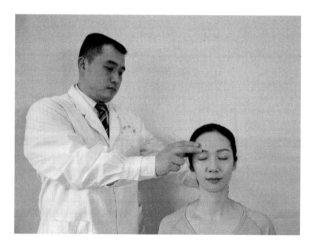

图 3-5-2　点按内眶上穴

## 2. 耳后穴

（1）定位：耳后2厘米凹处上方1厘米（图3-5-3）。

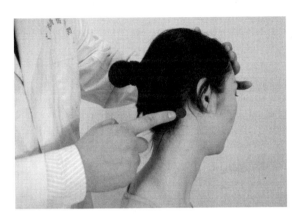

图3-5-3　耳后穴定位

（2）作用：散瘀，清头，止痛。

（3）主治：头痛，眼蒙，耳鸣耳聋，咽部异物感。

（4）方法：采用推散法、反射法。患者端坐位，医者一手扶持患者头部，另一手用拇指指向病灶点按，以头顶"得气"、舒适为度。时间5~10分钟。注意操作时，用力方向应指向病灶，力度要适中（图3-5-4）。

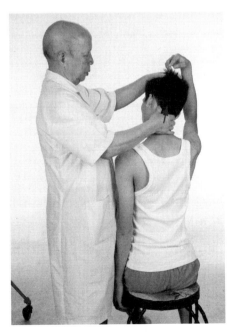

图3-5-4　点按耳后穴

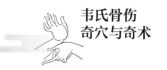

### 3. 颌下穴

（1）定位：下颌骨中点下后 2 厘米处（图 3-5-5）。

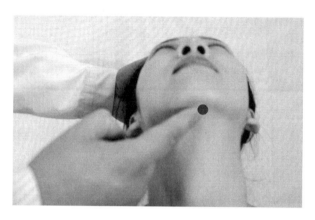

图 3-5-5　颌下穴 定位

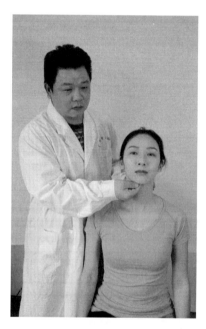

图 3-5-6　点揉颌下穴

（2）作用：通络生津，止渴散瘀。

（3）主治：头胀头晕，口渴口干，眼干鼻燥，失眠多梦。

（4）方法：采用松解法、反射法。患者端坐位或仰卧位，医者一手扶患者头部，一手用示指置于穴位上点揉按 2 ~ 3 秒后放松，反复 3 ~ 5 遍。以局部感到微热、舒适为度。注意操作时，应用力适度，可令患者做吞咽动作数次，利于唾液分泌，疗效更佳（图 3-5-6）。

### 4. 颈侧穴

（1）定位：下颌角后下3厘米，颈侧面中点（图3-5-7）。

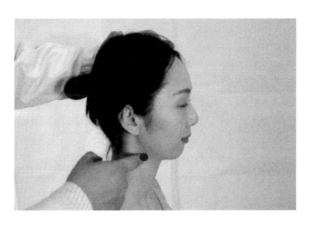

图3-5-7　颈侧穴 定位

（2）作用：疏经通络，清头宽中。

（3）主治：头晕目赤，胸闷，耳鸣眼花，血压异常。

（4）方法：用拇指或示指指腹于穴位上揉按，从轻到重，方向或斜向上或斜向下，以患者舒适为度。注意操作时，应力度适中。如两侧穴同时按压，时间不宜超过15秒，以免引起脑缺血性眩晕（图3-5-8）。

【护理与预后】

行手法治疗的疗效达到八成左右

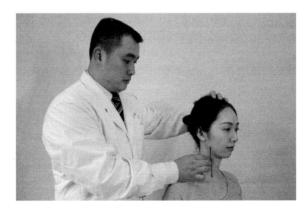

图3-5-8　揉按颈侧穴

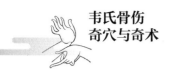

后，可早晚坚持颈部功能锻炼，如"米"字功、"犀牛望月"式、颈部肌肉按摩等；低头时间不宜过长，一般1小时左右抬头看天或远处1～2分钟，并用手适当揉搓一下颈后部。

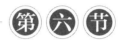

# 心律失常

## 【概述】

心律失常是指心脏搏动的频率、节律、起源部位、传导速度与激动次序发生异常改变。正常心律起源于窦房结，频率为60～100次/分。心脏的这种自律性是受神经和体液调节的。临床上因自主神经功能紊乱所引起的心律失常，常表现为：窦性心律失常、期前收缩、心律异常以及心脏传导失常等。本文论述由脊柱节段性病变所引起的心律失常。

## 【病因病理】

颈椎或胸椎小关节紊乱、椎周肌痉挛均可牵拉或压迫相应的脊神经以及颈交感神经节而引起心律失常。其中颈$_{2-3}$椎间关节紊乱，刺激或压迫颈上交感神经节易发生阵发性心动过速；颈$_{5-7}$椎间关节紊乱、椎周肌痉挛，可因颈中交感神经节和颈动脉窦受损而引起心率过缓；颈$_7$至胸$_3$交感神经节前纤维受损易引发心房颤动以及心肺功能障碍；胸$_{3-5}$椎间关节错位，易导致胸交感神经节前纤维受损而出现期前收缩。

**【临床表现】**

心悸，呈间歇性反复发作，心慌、心烦不安，甚至自觉心跳异常或自觉心律不规则，症状时轻时重，可伴有头晕头痛，失眠多梦，颈项背酸胀疼痛不适，活动受限。症状的出现或加剧常发生在体位改变之后。发病者多为青壮年，尤其是文案工作者，女多于男。

**【诊断】**

1. 心慌、心烦不安、心跳异常不能制止，伴头晕、头痛，颈项、背部酸胀或疼痛不适。

2. 颈椎活动度受限，颈椎横突不对称，颈椎或胸椎棘突偏歪，触痛、叩击痛，椎旁肌紧张、压痛或可触及病理阳性物（如硬结、条索状物等）。椎间孔挤压试验可为阳性，但臂丛神经牵拉试验一般为阴性。

3. 心脏各瓣膜听诊区未闻及病理性杂音，心电图可有各种单纯性心律异常改变，而无器质性改变的图形。

4. 脑血流图检查，可出现血管紧张度增高，血流量左右不对称，相差20%甚至50%。

5. X线检查，颈曲改变（变直、反张或中断），椎体骨质增生，呈双边征，钩椎关节变尖或变平，且左右不对称，齿状突偏移，椎间孔变形狭窄；胸椎可见后关节紊乱，椎体骨质增生，棘突偏歪等。

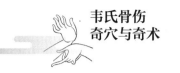

**【鉴别诊断】**

1. **心血管病变（冠状动脉粥样硬化性心脏病）** 冠状动脉粥样硬化性心脏病患者有典型的阵发性胸骨后疼痛，疼痛剧烈而持久，压榨性甚至可有濒死感，症状随着诱发次数的增多而逐渐加重。如属一般心绞痛者可舌下含服硝酸甘油，症状可迅速缓解；如为心肌梗死，舌下含服硝酸甘油不能缓解，而且易导致休克及心衰，且心电图有病理改变。

2. **风湿性心脏病** 早期风湿性心脏病可有活动性风湿性炎症的全身症状，心脏听诊可闻及收缩期以及舒张期杂音；晚期胸部 X 线可见：左右心房、心室增大。

**【治疗】**

1. **颈前穴**

（1）定位：胸锁乳突肌下 1/3 处前 2 厘米（图 3-6-1）。

（2）作用：调理气血，疏经通络。

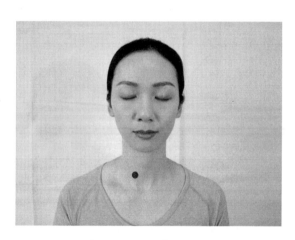

图 3-6-1　颈前穴 定位

（3）主治：颈累胀痛，心慌心跳，心律失常，血压异常。

（4）方法：采用传导法。患者端坐体位，以右侧为例，医者右手扶持患者头部，使患者头偏右侧30度，左手拇指腹按于穴位上，轻轻斜向下按压，使胸口"得气"、舒适为度，注意不宜用暴力（图3-6-2）。

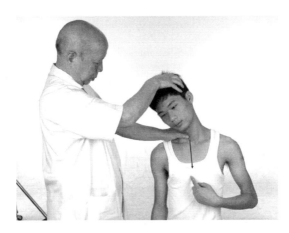

图3-6-2　按压颈前穴

## 2. 颈根穴

（1）定位：颈根部外侧3厘米凹陷处内端（图3-6-3）。

（2）作用：松筋，解痉。

（3）主治：颈肩疼痛活动受限，上胸部紧缩感。

（4）方法：采用叩击法、松解法、反射法。患者端坐位，以右侧为例，医者左手将患者头部向左侧偏30度，右肘尖置于穴位上，与肩部成90度，出轻到重叩击，以患者能忍受为度（图3-6-4）。

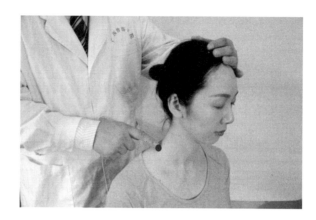

图 3-6-3　颈根穴 定位

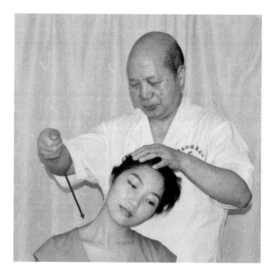

图 3-6-4　叩击颈根穴

## 【护理与预后】

1. 治疗期间，患者应注重畅达情志，避免忧思、恼怒、惊恐等不良刺激。

2. 注意保暖，避免寒冷刺激。

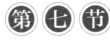

# 血压异常

## 【概述】

与脊柱相关的血压异常（高血压或低血压），多发生于颈椎病，据资料记载，它的发病率约占颈椎病的 6%，高血压是低血压的 10 倍，多发生在中老年，其次是青年。

## 【病因病理】

本病的发病机制目前还不完全清楚，初步认为是颈椎外伤、劳损、感受风寒湿邪或机体退变等原因，使颈椎间组织失稳或错位，或组织松弛、痉挛、炎症改变等诸因素直接或间接刺激颈交感神经、椎动脉而引起脑内缺血，血管舒缩功能紊乱而致中枢性血压异常。

当颈椎 $_{1-4}$ 关节错位使横突发生位移时，或因错位损伤而引起无菌性炎症时，均能引起交感节后纤维兴奋性改变，而导致脑血管发生痉挛。若此种刺激持续存在，将继续影响脑血管舒缩中枢的功能而发展为全身性小动脉痉挛，最终使血压持续升高。

当中下段（第 4～6 节）颈椎错位时，或横突发生位移或钩椎关节发生错位时，皆可刺激颈动脉窦而使血压发生波动。常见的情况是，血压突然升高，而后多为低血压。患者多伴头昏或眩晕，颈部有僵痛感，肩背部沉重不适。若颈椎或胸椎多关节错位，则伴发胸闷气短或心律不齐。

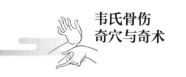

据资料报道，脑内舒血管中枢的供应血管口径比缩血管中枢的大，且对刺激的反应，后者比前者敏感，所以临床中高血压的发生率比低血压的为高。

【临床表现】

1. 症状

（1）颈部症状：颈部疼痛或仅有轻微酸胀感或冷热异常感，活动时常闻及局部摩擦音。

（2）伴随症状：患者常有眼蒙、眼胀、眼易疲劳、不能长时间看书报、眼干涩及视力减退；或出现假性近视、复视、流泪或畏光等。

（3）或有发热感、皮肤发红、排汗异常、面部交替性苍白或发赤，有时出现长时期的低热，肢体发凉、怕冷、麻木症状。

（4）或有说话乏力、声音低下、声音嘶哑，短时失语，常有咽部异物感。

（5）或有心慌心跳、心律失常、心动过速或过缓，有时胸闷、胸前区胀痛、胃肠蠕动增加或嗳气等症状。

（6）中后期多伴有眩晕、头痛、耳鸣，甚至会出现顽固性失眠、多梦、记忆力减退、抑郁或焦虑，严重者会出现偏瘫等。

2. 体征

（1）颈部检查：可有颈部活动障碍，颈肌紧张、压痛或不痛，皮肤温度降低，触棘突或横突有偏移等。颈部X线片检查多有异常表现，如椎体骨赘、椎间隙狭窄、钩椎关节退变硬化、生理曲度变直、双边征、俯旋位椎体后关节成角或椎体后缘增生等。

（2）血压异常：早期血压多呈波动，发作期常与颈部劳累损伤等因素有关，血压波动一般经 2～3 周后缓解；中后期呈持续性高血压或低血压。高血压者，收缩压大于 140 毫米汞柱，舒张压大于 90 毫米汞柱。低血压者，收缩压低于 90 毫米汞柱，舒张压低于 60 毫米汞柱。血压异常表现在双侧上肢血压与卧位、坐位血压差别较大，通常大于 15 毫米汞柱。血压异常早期的表现，有时是独立存在，无明显的其他全身症状表现，中后期多伴有交感神经功能紊乱出现的症状，严重时，由于交感神经的痉挛，致血管收缩，使椎动脉供血受阻，引起脑与脊髓缺血，可出现相应的体征。

（3）临床检查：X 线片检查多有颈椎的异常表现。其他检查，如心电图、眼底、尿及血象等检查，中后期可有异常改变。

【诊断】

1. 诊断要点

（1）多为中老年患者，颈部不舒或有冷热感，运动障碍或活动时有摩擦音，颈部检查有异常表现。

（2）血压异常，多与颈部症状有关，发作期 2～3 周后缓解，常两侧上肢血压差别较大，一般大于 15 毫米汞柱。

（3）伴有视力障碍、心慌心跳、咽部异物感、排汗异常及失眠多梦等自主神经功能紊乱症状。

（4）X 线检查：有异常发现。

（5）其他检查：晚期可有脑动脉硬化、血脂偏高、心肌损

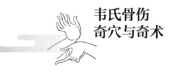

害及蛋白尿等表现。

（6）排除其他原因引起的血压异常。

2. **鉴别诊断**

（1）原发性高血压：①原因未明；②常有遗传性；③降压药物有一定效果；④无颈部症状与体征，或发作与颈部症状无明显关系。

（2）肾性高血压：①青年多见；②常有肾脏病史，尿检查异常；③症状较少，肢体湿冷；④无颈部症状与体征。

（3）特发性直立性低血压：也称为 Shy-Drager 综合征，是少见的原因不明的自主神经系统功能失调性变性疾病。①具有大小便失禁、阳痿、无汗及直立性低血压四大主征；②多发生在40～50岁的男性；③有睫反射亢进，出现病理反射、肌张力增强，帕金森样步行；④无颈部症状与体征。

【治疗】

1. **颈前穴**

（1）定位：胸锁乳突肌下 1/3 处前 2 厘米（图 3-7-1）。

（2）作用：调理气血，疏经通络。

（3）主治：颈累胀痛，心慌心跳，心律失常，血压异常。

（4）方法：采用传导法。患者端坐体位，以右侧为例，医者右手扶持患者头部，使患者头偏右侧30度，左手拇指指腹按于穴位上，轻轻斜向下按压，使胸口"得气"、舒适为度，注意不宜用暴力（图 3-7-2）。

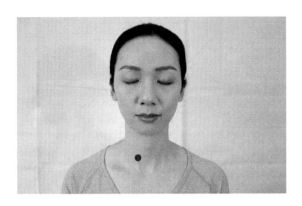

图 3-7-1　颈前穴 定位

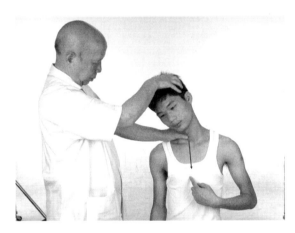

图 3-7-2　按压颈前穴

## 2. 颈侧穴

（1）定位：下颌角后下 3 厘米，颈侧面中点（图 3-7-3）。

（2）作用：疏经通络，清头宽中。

（3）主治：头晕目赤，胸闷，耳鸣眼花，血压异常。

（4）方法：用拇指或示指指腹于穴位上揉按，从轻到重，方向或斜向上或斜向下，以患者舒适为度。注意操作时，力度应

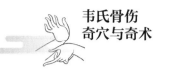

适中。如两侧穴同时按压，时间不宜超过 15 秒，以免引起脑缺血性眩晕（图 3-7-4）。

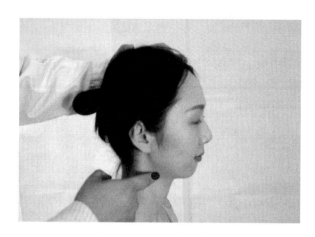

图 3-7-3　颈侧穴 定位

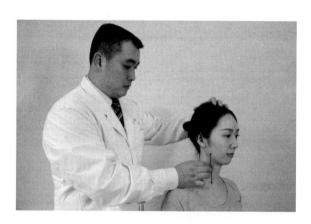

图 3-7-4　揉按颈侧穴

【预防与调理】

　　由于血压异常与颈椎病有关，故预防颈椎病的发生是预防本病症发生的关键，详见头晕一节。

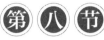

# 咽部异物感

## 【概述】

咽部异物感是指患者自觉咽中如物梗塞不适，吞之不下、吐之不出，对饮食并无影响，是咽部感觉和运动功能紊乱的一种症状。凡咽部及邻近组织的病损或有关咽部神经受各种病因的刺激均可诱发。与颈椎病有关的咽部异物感多是由于颈椎骨关节或周围软组织的病损引起。

## 【病因病理】

### 1. 病因

（1）外伤。

（2）慢性劳损。

（3）颈椎椎体及椎间盘退行性病变。

（4）精神和情绪影响。

（5）其他局部或全身因素。

### 2. 病理

由于颈椎的结构特点，与咽部有着紧密的解剖关系，咽部的一些疾患与颈椎的病损密切相关。颈椎的病损一旦刺激和压迫支配咽部肌肉和黏膜的腺体的神经，或直接刺激和压迫咽部组织，就会导致咽部的病损而产生症状。

（1）颈椎体向前滑脱或巨大骨赘形成，可直接压迫和刺激咽部组织出现症状。

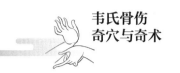

（2）颈椎体偏歪压迫交感神经，影响咽肌的张力和黏膜腺体的分泌而产生症状。

（3）颈椎骨关节和软组织的创伤性炎症，反射性引起颈肌的保护痉挛，牵引和压迫咽部而出现症状。

（4）颈椎的病损炎症刺激压迫颈交感神经和椎动脉，引起椎 - 基底动脉系统供血不足，后颅窝血循环障碍，致舌咽神经和迷走神经支配的自主神经功能失调，腺体分泌紊乱，出现咽部异物感。

【临床表现】

1. **症状**  患者自诉咽部异物感部位在口咽和胸骨上窝之间，以咽喉部较多，咽部感到不适或有异物梗塞其间，咽之不下、咳之不出，或有蚁行、灼热、干燥瘙痒、紧束、闷塞及狭窄等感受。咽部极敏感，每日刷牙含漱时易引起恶心，进食煎炸食物或烟酒刺激后症状加剧，但极少有疼痛性吞咽困难症状。颈部活动受限或有压痛点，颈肌紧张。上述症状呈间歇发作，多可自行缓解，在患者做空咽动作时明显，而进食时则减轻或消失，一般无疼痛或仅有轻度咽痛。在心情不好时，往往加重，患者每因上述症状反复不愈，疑虑慎重，精神紧张，因而出现心烦易怒，食少纳呆，呃逆等现象。病程较长的颈椎病患者或头颈部有屈曲性外伤患者，则呈持续性咽部梗塞甚至吞咽障碍；部分患者于进食或饮水时常发生呛咳，有时需略仰伸或侧旋头颈，方能缓解症状和完成吞咽动作，故而患者常自觉不自觉地保持头颈歪斜的姿态；少数患者有呼吸不畅且费力、胸前压迫感、声音嘶哑及声带易疲劳等症状。颈咽痛患者，咽部有异物感，空咽痛，且一侧偏重，常可伴有同侧头、颈、面、耳及肩等部位放射痛，患侧颈动脉沿线有压痛点。

2. **体征** 鼻、咽、喉及食管无器质性病变，或局部病变往往不明显或较轻微。咽部检查以咽部感觉敏感多见，咽后壁可显示充血或苍白，分泌物增多或干燥，悬雍垂肿厚。若有关脑神经核受累，则可见伸舌偏歪，悬雍垂不居中，声带闭合不全等症状。

3. **检查**

（1）局部检查：颈椎触诊可见颈肌紧张，颈部活动略受限或有疼痛，或局部棘突呈阶梯样改变。颈椎中段略后凸，关节突关节压痛，疼痛与临床症状成正比。

（2）X线检查：正位片可见，钩椎关节增生、变尖或两侧间隙宽窄不等；侧位片可见颈曲消失或后凸反张，椎体呈双边征或双突征，局部椎间隙变窄；少数见颈椎中下段有巨大骨赘形成或项韧带钙化等，颈椎椎体前缘有鸟喙状骨赘，典型者骨赘以椎间隙为中心，上下两骨赘方向相反，椎体骨赘以颈$_{4-6}$前缘增生为明显，或椎体滑脱。

【诊断】

1. **易患人群** 多见于中青年男性和中青年女性患者，有长时间低头伏案工作史，从事头部活动较频繁的工作，或有头颈部外伤史。

2. **原因不明或咽部检查** 无明显阳性发现的非进行性的、

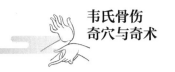

反复发作，可自行缓解的咽部异物感，颈椎触诊发现颈肌紧张，压痛者。

3. **鼻咽部和食管检查**　排除器质性、感染性或占位性病变。

4. **颈椎触诊**　颈肌紧张，颈4-6横突不对称，棘突偏歪，关节突隆起、压痛。中、后斜角肌有硬结、紧张、压痛，颈部侧曲受限，前屈时背痛而转动时多无妨碍。

5. **颈椎X线检查**　一般可有颈曲消失或后凸反张，少数见颈椎中下段有巨大骨赘形成或项韧带钙化等。

【鉴别诊断】

1. **慢性咽炎**　咽部不适、发干、异物感或轻微疼痛，或有咽部刺痒、干咳、痰黏着感。咽部分泌物增多、黏稠，常有清嗓动作，吐白色黏痰，重者可引起恶心、呕吐。

2. **咽部异物**　患者一般咽部有不消化异物，咽下痛，刺痛或吞咽困难，吞咽时疼痛明显；如有大块异物梗塞于下咽部，常可见呼吸困难、呛咳、呕吐等症状，严重者出现发绀、窒息。通过喉镜和X线检查可查明异物及其位置。

3. **咽喉及食管肿瘤**　早期可有咽部异物感，部位不固定，随着病情进行加重，异物感固定，并可出现进行性吞咽困难等症，定期咽喉部检查或X线检查多能发现肿物。

【治疗】

1. **耳后穴**

（1）定位：耳后2厘米凹处上方1厘米（图3-8-1）。

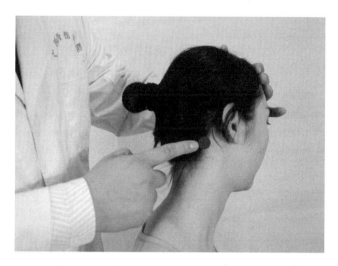

图 3-8-1　耳后穴定位

（2）作用：散瘀，清头，止痛。

（3）主治：头痛，眼蒙，耳鸣耳聋，咽部异物感。

（4）方法：采用推散法、反射法。患者端坐位，医者一手扶持患者头部，另一手用拇指于穴位指向病灶点按，以头顶"得气"、舒适为度。时间 5～10 分钟。注意操作时，用力方向应指向病灶，力度要适中（图 3-8-2）。

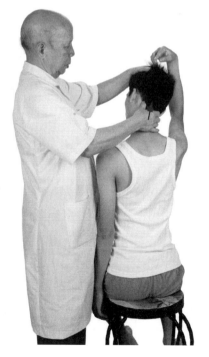

图 3-8-2　点按耳后穴

## 2. 颈根穴

（1）定位：颈根部外侧 3 厘米凹陷处内端（图 3-8-3）。

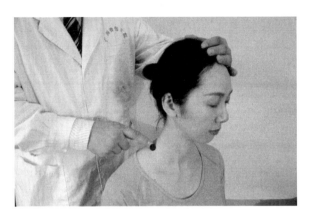

图 3-8-3　颈根穴 定位

（2）作用：松筋，解痉。

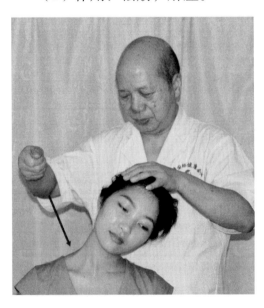

图 3-8-4　叩击颈根穴

（3）主治：颈肩疼痛活动受限，上胸部紧缩感。

（4）方法：采用叩击法、松解法、反射法。患者端坐位，以右侧为例，医者左手将患者头部向左侧偏 30 度，右肘尖置于穴位上，与肩部成 90 度，由轻到重叩击，以患者能忍受为度。（图 3-8-4）。

## 【护理与预后】

1. 坚持做头颈部仰伸、缓慢左右旋转动作，可缓解部分颈肌的痉挛，消除疲劳。睡觉时，枕高应 8～10 厘米（与本人拳头等高），尽量保持头部于正常位置。

2. 避免长时间低头体位，应适时活动头颈，如后伸、侧曲、左右旋转等，或自行揉按紧张的颈项肌肉。

3. 注意保暖，避免感受风寒。

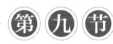

# 口干、口腔溃疡

## 【概述】

口干是指口腔唾液分泌不足所引起的口腔黏膜、唇舌干燥症状，是临床较常见的症状之一，由多因素引起，中老年女性较为多见；口腔溃疡是机械性损伤、外源性病菌感染或者自发性口腔黏膜溃疡性损伤的病症。本病可发生于多种疾病当中，如干燥综合征、糖尿病、恶性贫血、哮喘、口腔疾病、念珠菌感染、癌症的放化疗以及药物引起的不良反应等。

## 【病因病理】

口干与口腔溃疡的发生是多种因素综合作用的结果，其包括局部创伤、精神紧张、食物、药物、营养不良、激素水平改变及

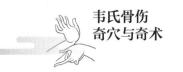
维生素或微量元素缺乏。系统性疾病、遗传、免疫及微生物在口腔溃疡的发生、发展中可能起重要作用。如缺乏微量元素锌、铁，缺乏叶酸、维生素B12以及营养不良等，可降低免疫功能，增加口腔溃疡发病的可能性；血链球菌及幽门螺杆菌等细菌也与口腔溃疡关系密切。

【临床表现】

1. 症状

（1）口唇、口腔黏膜及舌体表面发干，口渴；口腔溃疡发作时疼痛剧烈，局部灼痛明显，严重者还会影响饮食、说话。

（2）头面、颈部疼痛，耳后、下颌淋巴结肿大，精神萎靡不振。

（3）伴随症状：口臭、慢性咽炎、头晕、头痛、恶心、乏力、便秘、发热、烦躁及淋巴结肿大等全身症状。

2. **体征** 口唇、口腔黏膜及舌体表面干燥，甚至皮肤皲裂，局部皮肤裂口充血；而口腔溃疡，溃疡中心凹陷，周围黏膜充血，局部肿胀，肤温偏高，局部压痛，拒按，患者常头歪向健侧以减少唾液对溃疡创面的刺激，这可能引发健侧胸锁乳突肌、颈小肌及斜角肌的痉挛疼痛。

3. **口腔检查可见** 口唇、口腔黏膜及舌体表面干燥，甚至皮肤皲裂，局部皮肤裂口充血，口唇头面皮肤弹性下降；口腔溃疡，溃疡中心凹陷，周围黏膜充血。口腔黏膜的溃疡性损伤病症，多见于唇内侧、舌头、舌腹、颊黏膜、前庭沟及软腭等部位，这些部位的黏膜缺乏角质化层或角化较差。舌头溃疡指发生于舌头、舌腹部位的口腔溃疡。血常规：可见白细胞增高，中性粒细胞比例及血沉增高。口腔黏膜涂片：可见念珠菌、链球菌等生长。尿液减少。

【诊断】

1. **诊断要点**

（1）口中津液不足，口唇舌干燥，口腔溃疡创面中心凹陷，灼热疼痛，周围黏膜充血水肿。

（2）皮肤黏膜弹性下降，尿液减少，口腔溃疡周围黏膜充血，局部肿胀，肤温偏高，局部压痛，拒按，健侧胸锁乳突肌、颈夹肌及斜角肌痉挛疼痛，耳后、下颌淋巴结肿大。

（3）血常规：可见白细胞增高，中性粒细胞比例及血沉增高；口腔黏膜涂片：可见念珠菌、链球菌等病菌生长。

（4）颅内外检查排除其他器质性疾患。

2. **鉴别诊断**　口干、口腔溃疡可以是口腔癌发病过程中的症状。口腔癌是发生在口腔的恶性肿瘤之总称，大部分属于鳞状上皮细胞癌，即所谓的黏膜发生变异。在临床实践中口腔癌包括牙龈癌、舌癌、软硬腭癌、颌骨癌、口底癌、口咽癌、涎腺癌、唇癌和上颌窦癌以及发生于颜面部皮肤黏膜的癌症等。口腔癌是头颈部较常见的恶性肿瘤之一。

【治疗】

1. **孔上穴**

（1）定位：枕骨大孔上缘（图3-9-1）。

（2）作用：镇静安神，调理气血。

（3）主治：后头痛，顽固性失眠，不明原因低热，口干，肠胃功能紊乱。

（4）方法：采用反射法。患者端坐位，医者一手扶持患者头部，另一手用拇指指尖于穴位向头顶方向推按，以患者感头顶部"得气"，局部微痛且舒适为度。时间 5～10 分钟。注意操作时用力方向要准确，力度要适中（图 3-9-2）。

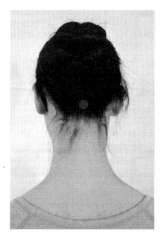 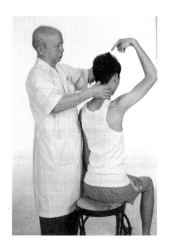

图 3-9-1　孔上穴 定位　　　图 3-9-2　点按孔上穴

## 2. 颌下穴

（1）定位：下颌骨中点下后 2 厘米处（图 3-9-3）。

（2）作用：通络生津，止渴散瘀。

（3）主治：头胀头晕，口渴口干，眼干鼻燥，失眠多梦。

（4）方法：采用松解法、反射法。患者端坐位或仰卧位，医者一手扶患者头部，一手示指置于穴位上点揉按 2～3 秒后放松，反复 3～5 遍。以局部微热舒适为度。注意操作时，用力应适度，可令患者做吞咽动作数次，利于唾液分泌，疗效更佳（图3-9-4）。

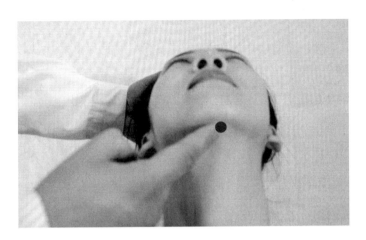

图 3-9-3　颌下穴 定位

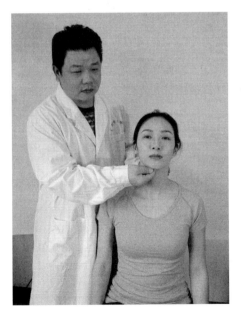

图 3-9-4　点揉颌下穴

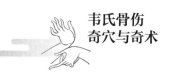
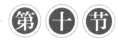

# 牙痛

## 【概述】

牙痛，是指牙齿因某种原因引起疼痛而言，属口腔科临床上最常见的症状，往往伴有不同程度的牙龈肿痛，遇冷、热、酸、甜等刺激时加剧。这些都与牙齿及牙龈本身的疾病有关。但有些牙痛并非由牙齿或口腔本身病变所引起，而是由于颈部疾患因颈丛神经受刺激所致，故称为颈椎性牙痛。

## 【病因病理】

外伤、慢性劳损或感受风寒湿邪等因素可使颈椎内外力平衡失调，颈生理曲度改变、颈椎关节突关节错位及颈椎周围软组织痉挛或炎症等，在颈椎发生退行性变化时尤易出现内外力平衡失调。内外力平衡失调时可导致颈神经受刺激，由于颈丛的分支枕小神经、耳大神经与支配咀嚼肌的下颌神经及支配面部的三叉神经有交通支的联系，一旦由于颈椎的退变使颈丛受到激惹，除了其支配部位出现相应的枕部疼痛、耳鸣、耳堵塞感外，还可影响下颌神经及三叉神经，引起所支配的颞下颌关节及牙齿周围疼痛，进而出现牙痛症状。

## 【临床表现与诊断】

1. **症状** 牙痛为主要症状。主要为颞颌关节部位及牙齿周围疼痛，张嘴或吃东西的时候或受冷、热、酸、甜刺激则疼痛加剧。可伴有一侧的颈部、后枕部疼痛，严重者还可出现耳鸣、耳堵塞感。

**2. 检查**

（1）局部检查：除患侧颞下颌关节周围压痛，开口受限或患侧牙周压痛外，于患侧第 1 颈椎横突和第 2 颈椎关节突关节处，可触及肌紧张，有压痛感。颈椎间孔压缩试验阴性，臂丛神经牵拉试验阴性。

（2）X 线检查：X 线正位片可见两侧钩椎关节间隙不对称，关节致密、增生，明显骨赘以及椎间隙狭窄，寰枢间沟及寰齿间隙左右不等宽。侧位片可见颈生理曲度变直或反张，椎间隙变窄，双突征，或椎间孔改变以及韧带钙化等。

**3. 鉴别诊断**

（1）颞下颌关节的开、闭口位斜位 X 线片检查：可排除颞下颌关节的化脓性、类风湿性关节炎和骨关节破坏、强直等疾患。

（2）口腔五官科检查：与急性化脓性上颌窦炎、急性化脓性颌骨骨髓炎、牙髓炎、牙周炎及急性化脓性中耳炎等症状进行鉴别。

**【治疗】**

**1. 手背外穴（区）**

（1）定位：手部背侧第 4、5 掌骨之间中点（图 3-10-1）。

（2）作用：祛瘀止痛，舒筋通络。

（3）主治：痛症，特别是头痛、颈痛、牙痛、肩痛，呃

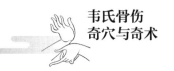

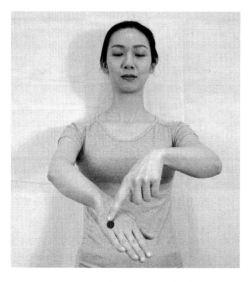

图 3-10-1　手背外穴（区）定位

逆、心悸、尿少。

（4）方法：采用反射法。患者端坐或仰卧位，医者用拇指置于穴位上，向上30度稍用力，以患者能忍受且手法后舒适为宜，反复操作3～5遍。注意操作时应寻找最痛点进行手法，止痛效果更佳（图 3-10-2）。

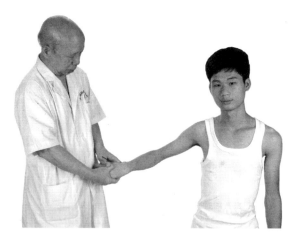

图 3-10-2　点按手背外穴（区）

## 2. 足背外穴（区）

（1）定位：多在足背外穴（区）侧跖骨4、5之间中点（图 3-10-3）。

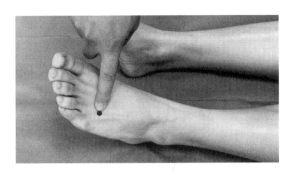

图 3-10-3　足背外穴（区）

（2）作用：祛瘀止痛，舒筋通络。

（3）主治：痛症，特别是头痛、颈痛、牙痛、肩痛，呃逆，心悸，尿少。

（4）方法：采用反射法。患者端坐位或仰卧位，医者用拇指置于穴位上，向上 30 度稍用力，以患者能忍受且手法后舒适为宜，反复操作 3~5 遍。注意手法应由轻到重，适度而止（图 3-10-4）。

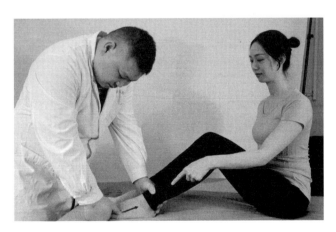

图 3-10-4　点按足背外穴（区）

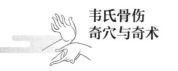
**【注意事项】**

1. 手法前应先行拍摄颈椎正侧位、开口位 X 线片，以了解颈椎骨关节及其周围组织情况。

2. 手法操作时要求轻、巧、透，不能使用暴力，颈椎旋转复位角度不宜过大，一般左右旋转小于 30 度为宜。

**【护理与预后】**

1. 不宜使颈部长时间在一个强迫体位下工作，睡枕不宜过高或过低（以本人拳头高为宜）。避免颈部、头面部遭受风寒湿邪。

2. 本病预后良好。

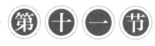

# 胸闷胸痛

**【概述】**

胸闷不适、胸背痛是临床中常见的一种病症。病因复杂多样，根据其发病的起源，其病因一般可分为五大类：胸壁病变，胸腔脏器病变，节段性脊柱性疾病，肩关节和周围组织疾病的牵涉及腹腔脏器疾病。本章节论述的是由脊柱节段性病变所引起的胸痛。

**【病因病理】**

因急、慢性损伤（如外伤、长期坐姿不良）或遭受风寒湿邪等因素，会致使颈椎、胸椎、肋椎关节及肋横突关节错位，从而导致脊柱力线的改变，椎旁软组织持续紧张度过高，脊柱内外平衡失调，刺激或压迫脊神经、自主神经，导致神经张力过大、神经损伤，神经受损又将引起局部肌肉痉挛、疼痛不适胸闷、胸痛等胸部不适症状的出现，呈恶性循环。

【临床表现】

胸壁、胸背疼痛（呈刺痛或灼痛感，甚至表现为浅在性放射痛）。一般晨起或持久坐、卧后，开始活动时或侧身、旋转、前屈上身以及挺胸时，胸背痛症状出现或加剧，继续活动后症状大多可缓解。患者大多能明确指出疼痛部位，可伴有心慌、心跳等症状。

【诊断】

1. 胸闷、胸痛，痛点固定。

2. 胸椎活动受限或处于特殊姿势（如含胸姿势），疼痛区相应部位的肋间神经的胸椎棘突偏歪（可有钝厚感、饱满感或隆凸感），棘突压痛、叩击痛，椎旁可触及肌紧张、压痛或病理阳性反应物（硬结、肌痉挛的条索状物、摩擦音等）。颈椎$_{1-6}$横突不对称，尤其是下颈段棘突偏歪、压痛或活动受限。

3. X线检查，胸椎骨、关节损伤患者，其相应椎体可见骨赘形成或楔形样改变，棘突偏歪以及胸椎力线改变；颈椎相应椎体可见双边征、椎体失稳或椎间孔变形狭窄。

【鉴别诊断】

1. **呼吸系统疾病** 一般除了胸闷，还有发热、咳嗽、咯痰、咯血或喉间有哮鸣声等，胸部平片可见肺、支气管、胸膜等病变，多见于急慢性支气管炎、急性肺炎、哮喘及肺结核等。

**2. 心血管疾病** 如急性左心衰，胸闷，端坐呼吸，但还有咳粉红色泡沫痰，血压的改变，心电图异常等表现。此外，疼痛多位于胸骨后或心前区，少数在剑突下或向左肩放射，劳累后发病或加重，休息后好转。心电图有明显异常。此类疾病常见于心绞痛、心肌梗死、心肌炎及先天性心脏病等。

**3. 颈、胸椎骨结核，骨折、肿瘤以及胸腹腔器官的病变** 各有其相应的病史、症状以及体征，影像学及理化检查可予鉴别。

【治疗】

1. 上胸穴

（1）定位：第3胸椎棘突旁开2~3厘米（图3-11-1）。

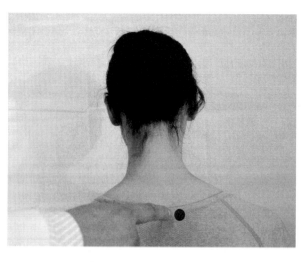

图 3-11-1 上胸穴 定位

（2）作用：活络通阳，宽胸理气。

（3）主治：胸闷，胸痛，咳喘，心慌心跳。

（4）方法：采用松解法、反射法、叩击法。患者端坐位或俯卧位，医者用拇指指端置于穴位上，从轻到重按压，以患者胸部"得气"、舒适为度。注意操作时，用力应适度，方向应与躯干垂直（图3-11-2）。

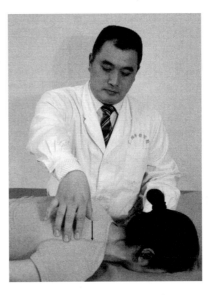

图 3-11-2　点按上胸穴

## 2. 中胸穴

（1）定位：第 7 胸椎棘突旁开 2～3 厘米（图 3-11-3）。

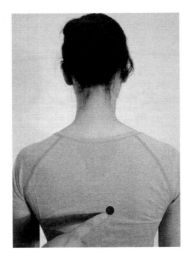

图 3-11-3　中胸穴 定位

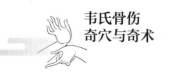

（2）作用：理气通阳，舒肝利胆，散瘀止痛。

（3）主治：胸痛，胃脘痛，反酸，呃逆，胆囊炎，糖尿病。

（4）方法：采用松解法、反射法。患者端坐位或俯卧位，医者用拇指指端置于穴位上，由轻到重按压，以患者胸部"得气"、舒适为度。注意事项同"上胸穴"（图3-11-4）。

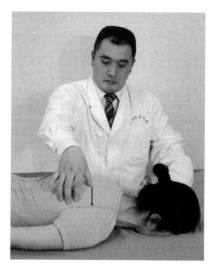

图 3-11-4　点按中胸穴

### 3. 下胸穴

（1）定位：第10胸椎棘突旁开2~3厘米（图3-11-5）。

（2）作用：散瘀理气，舒筋止痛。

（3）主治：上腹痛，胁痛，大便异常，腰骶痛。

（4）方法：采用松解法、反射法。患者端坐位或俯卧位，医者用拇指指端置于穴位上，由轻到重按压，以患者胸部"得气"、舒适为度。注意事项同"上胸穴"（图3-11-6）。

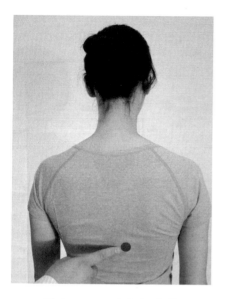

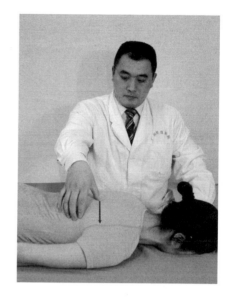

图 3-11-5　下胸穴 定位　　　　　　图 3-11-6　点按下胸穴

## 4. 颈根穴

（1）定位：颈根部外侧 3 厘米凹陷处内端（图 3-11-7）。

（2）作用：松筋，解痉。

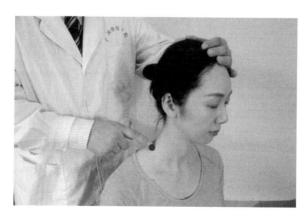

图 3-11-7　颈根穴 定位

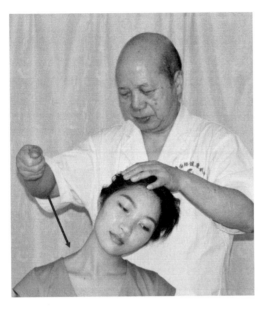

图 3-11-8　叩击颈根穴

（3）主治：颈肩疼痛活动受限，上胸部紧缩感。

（4）方法：采用叩击法、松解法、反射法。患者端坐位，以右侧为例，医者用左手将患头部向左侧偏30度，右肘尖置于穴位上，与肩部成90度，由轻到重叩击，以患者能忍受为度。（图3-11-8）。

# 胃脘痛

## 【概述】

胃脘痛其名始见于《黄帝内经》，如《灵枢·经脉》中记载："脾足太阴之脉，是动则病舌本强，食则呕，胃脘痛，腹胀善噫，得后与气则快然如衰"。《灵枢·邪气藏府病形》进一步指出："胃病者，腹䐜胀，胃脘当心而痛，上支两胁，膈咽不通，食饮不下"。

　　胃脘痛又称胃痛，胃和十二指肠的疾病（如慢性胃炎，胃溃疡及十二指肠球部溃疡）是引起胃脘痛的常见原因，但近年来的相关研究表明，胸椎关节发生解剖位移后导致支配的胃、十二指肠的自主神经功能失调时，也可引起胃脘痛，并称之为脊源性胃脘痛。本节论述的是由脊柱节段性病变所引起的胃脘痛。

【病因病理】

　　本病的发生发展与胸椎小关节紊乱（肋小头关节、肋横突关节及胸椎后关节）、脊柱侧凸侧弯及周围软组织损伤有密切关系。当胸椎及周围组织发生改变，使固有的生理平衡失衡，势必刺激相应自主神经，导致自主神经功能紊乱，诱发胃脘痛而引起一系列症状。当胃脘痛发生后，又反过来使椎周生物力学平衡被进一步破坏，二者互为因果。

【临床表现】

　　病史较长，初期常表现为间歇性胃脘部胀闷不适、食欲不振、恶心呕吐，疼痛程度一般较轻，多呈钝痛感，性状各异，但范围较大，伴胸背酸胀疼痛不适、活动受限，常反复发作久治难愈，日久可出现胃脘部饥饿样痛或灼痛感，并呈现出与进食有关的节律性疼痛，甚至可见吐血、黑便、卒腹痛等症状。本病常发作于过度劳累、感受外邪、情绪波动或饮食失节，与气候的改变也有关。多发生于成年人，无性别差异。

【诊断要点】

　　1. 多有胸背部外伤史或劳损史。

　　2. 胃脘部痞满、疼痛，伴恶心呕吐、食欲不振、嗳气反酸。

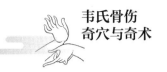
3. 胃脘部可有局限性压痛，胸 5-10 棘突偏歪、触痛、叩击痛（有时可出现沿肋间神经行走方向逆向疼痛），椎周肌紧张或有阳性病理物，叩击患椎或阳性病理物，可反射性引起胃脘部症状加重或缓解（即舒适感）。

4. 胃镜检查：可见胃、十二指肠炎性改变或溃疡样病变。

5. X 线检查：胸椎正侧位片一般无明显的异常改变。个别患者可见胸 5-9 单个或多个椎体骨赘形成。

6. 经消化内科系统治疗效果不佳，症状反复者。

【鉴别诊断】

1. **胃癌**　胃癌疼痛呈持续性，疼痛剧烈，而且疼痛没有规律性，夜间尤甚。伴有食欲不振、进行性消瘦。癌胚抗原、胃镜、组织活检可予鉴别。

2. **急性胰腺炎**　起病急骤，中、上腹部疼痛，轻者上腹钝痛，重者绞痛，并向腰背放射。可为持续性刀割样疼痛，阵发性加剧，伴高热，畏寒，恶心呕吐，腹肌紧张、压痛、反跳痛，血、尿淀粉酶检测均可增高。

3. **急性胆囊炎**　上腹部胀痛，或间歇性绞痛，右肩中下区可见放射痛，伴恶心呕吐。但起病突然，腹痛多呈持续性，伴发热，右上腹部稍膨胀，腹式呼吸受限，胆囊区压痛，腹肌紧张，墨菲征阳性，血常规检查多见白细胞及中性粒细胞数值增高，B超胆囊检查有炎性改变征象。

4. **胃神经官能症**　胃神经官能症与胃溃疡均可出现上腹部疼痛不适等症状，但胃神经官能症以中年女性较多，多有精神创伤史，主要表现为间歇性上腹痛、胃灼热或不适感、泛酸、嗳气或呃逆等，但症状缺乏溃疡病的节律性，常伴有头痛、头晕、乏力、失眠、抑郁或焦虑等神经精神症状，各种器械与生化检查均无异常。

**【治疗】**

**1. 中胸穴**

（1）定位：第 7 胸椎棘突旁开 2～3 厘米（图 3-12-1）。

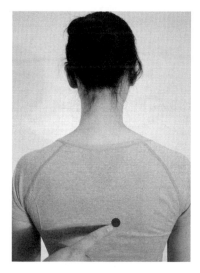

图 3-12-1　中胸穴 定位

（2）作用：理气通阳，舒肝利胆，散瘀止痛。

（3）主治：胸痛，胃脘痛，反酸，呃逆，胆囊炎，糖尿病。

（4）方法：采用松解法、反射法。患者端坐位或俯卧位，医者用拇指指端置于穴位上，由轻到重按压，以患者胸部"得气"、舒适为度。注意事项同"上胸穴"（图 3-12-2）。

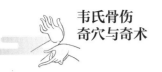

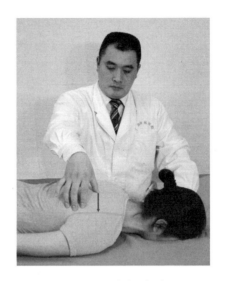

图 3-12-2　点按中胸穴

## 2. 下胸穴

（1）定位：第 10 胸椎棘突旁开 2～3 厘米（图 3-12-3）。

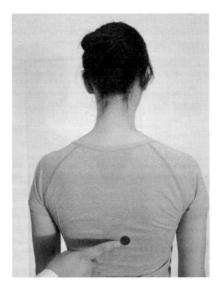

图 3-12-3　下胸穴 定位

（2）作用：散瘀理气，舒筋止痛。

（3）主治：上腹痛，胁痛，大便异常，腰骶痛。

（4）方法：采用松解法、反射法。患者端坐位或俯卧位，医者用拇指指端置于穴位上，由轻到重按压，以患者胸部"得气"、舒适为度。注意事项同"上胸穴"（图3-12-4）。

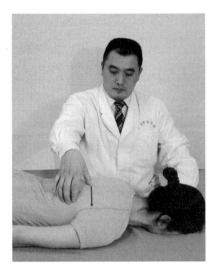

图 3-12-4　点按下胸穴

## 3. 腹部联穴

（1）定位：按胃肠走行方向，呈"S"形、"?"形。

（2）作用：顺行疏理，解痉通里。

（3）主治：腹胀便秘，食欲不振，消化不良，腹部脂肪过多。

（4）方法：采用理顺法。患者仰卧位，医者将两手五指重叠，从上至下，从内至外，从右至左，轻揉按，呈"S""?"形

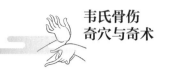

按揉，反复数次，以患者腹部微热、舒适为度（图 3-12-5，图 3-12-6）。

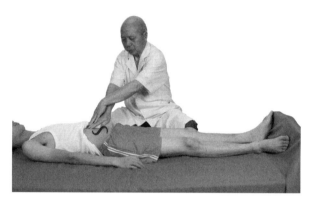

图 3-12-5　腹部线"S"线

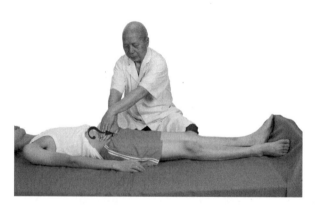

图 3-12-6　腹部线"？"线

【护理与预后】

胃脘痛患者应少食多餐，注意饮食调节。生活要有节奏，避免过度劳累，避免寒凉刺激，并且禁烟、酒及食用辛辣食品。胃肠功能紊乱严重者，应行手法治疗加药物调理。

## 第十三节

# 胆区痛

## 【概述】

胆囊炎是胆区痛的常见原因。一般仅见右上腹胀闷不舒，或餐后右上腹出现饱胀、隐痛、嗳气及反酸等消化不良的表现。本节仅论述脊柱源性慢性胆囊炎。

## 【病因病理】

本病隶属中医学"胁痛""黄疸"范畴。局部经络不通、湿邪阻滞。治则上采用：疏肝利胆、行气止痛、利湿。

外伤、劳损或胸腰椎退变，均可使胸椎受到强烈扭转，胸椎后关节发生错位。胸椎后关节的位移可导致椎间孔变小；周围肌肉、韧带的损伤可导致局部充血、水肿、肌痉挛；肌痉挛影响血液循环，机体代谢产物滞留，其中部分代谢产物的刺激又可加重局部炎症反应和肌痉挛。椎间孔的骨性狭窄一方面可造成刺激或压迫交感神经，另一方面周围软组织的炎症刺激或组织痉挛、肿胀、粘连等也可造成交感神经受到牵拉或刺激，交感神经兴奋性过高、过低，均可导致胆囊自主神经系统调节紊乱继发引起胆囊炎症的出现。

## 【临床表现】

早期症状多不明显，一般仅见右上腹胀闷不舒，或餐后右上腹饱胀隐痛、嗳气反酸等消化不良的表现。如结石无梗阻，则可

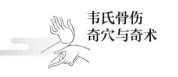
长期无症状。急性发作期可出现右上腹疼痛，绞痛感，可向右肩背部放射，伴有恶心呕吐，厌食油腻。症状出现或加重多见于进食后（尤其是进食油腻、多脂食物）饱食，高脂饮食，劳累以及不良精神因素的刺激。女性较男性多见。

**【诊断】**

1. 右上腹胀闷不适或疼痛，绞痛感，可向右肩背部放射，多与饱食、高脂饮食、劳累以及精神因素有关。可伴有胸背部酸胀、疼痛不适。

2. 墨菲征（+），胸椎棘突位移，指下有钝厚感、隆凸感，以第 7、8 胸椎多见，压痛、叩击痛，椎旁肌紧张、压痛。

3. X 线检查，胸椎正、侧位片一般无异常发现，严重者胸椎 6-10 有轻度骨质增生，椎间隙变窄或两侧不等宽等。

4. B 超检查，可见胆囊扩大、囊壁增厚、功能状况以及结石大小。

**【鉴别诊断】**

1. **非脊柱源性慢性胆囊炎** 非脊柱源性慢性胆囊炎与饮食关系密切，并伴有消化道症状，尤其是高脂进食后症状明显加重，无胸椎症状与体征。

2. **胃、十二指肠溃疡** 腹痛，有规律性进食，服抗酸剂可缓解，钡餐、X 线、内镜检查可确诊。

3. **慢性肝炎** 慢性胆囊炎易被误诊为慢性肝炎，慢性肝炎的疼痛与进食不明显，常伴有肝区疼痛，且肝功能及病毒标志物检查的异常可以确诊。

## 【治疗】

### 1. 中胸穴

（1）定位：第 7 胸椎棘突旁开 2 ~ 3 厘米（图 3-13-1）。

（2）作用：理气通阳，舒肝利胆，散瘀止痛。

（3）主治：胸痛，胃脘痛，反酸，呃逆，胆囊炎，糖尿病。

（4）方法：采用松解法、反射法。患者端坐位或俯卧位，医者用拇指指端置于穴位上，由轻到重按压，以患者胸部"得气"、舒适为度。注意事项同"上胸"（图 3-13-2）。

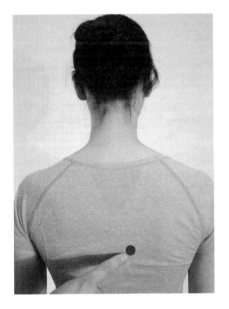

图 3-13-1　中胸穴 定位

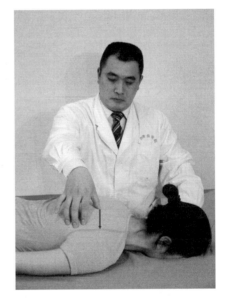

图 3-13-2　点按中胸穴

### 2. 下胸穴

（1）定位：第 10 胸椎棘突旁开 2 ~ 3 厘米（图 3-13-3）。

（2）作用：散瘀理气，舒筋止痛。

（3）主治：上腹痛，胁痛，大便异常，腰骶痛。

（4）方法：采用松解法、反射法。患者端坐位或俯卧位，医者用拇指指端置于穴位上，由轻到重按压，以患者胸部"得气"、舒适为度。注意事项同"上胸（图 3-13-4）。

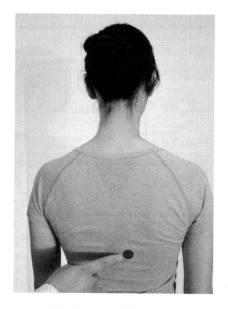

图 3-13-3　下胸穴 定位

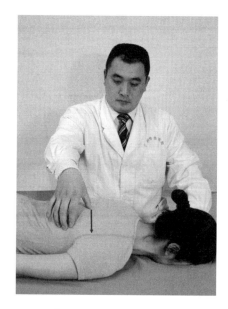

图 3-13-4　点按下胸穴

### 3. 腹部联穴

（1）定位：按胃肠走行方向，呈"S"形、"？"形。

（2）作用：顺行疏理，解痉通里。

（3）主治：腹胀便秘，食欲不振，消化不良，腹部脂肪过多。

（4）方法：采用理顺法。患者仰卧位，医者将两手五指重叠，从上至下，从内至外，从右至左，轻揉按，呈"S""？"形

按揉，反复数次，以患者腹部微热舒适为度（图 3-13-5，
图 3-13-6）。

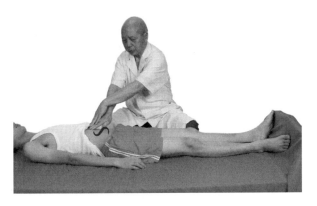

图 3-13-5　腹部线"S"线

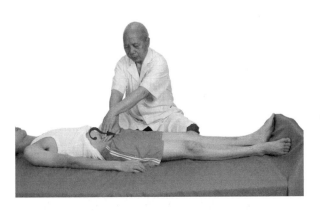

图 3-13-6　腹部线"？"线

## 【护理与预后】

推拿治疗以慢性胆囊炎为主时，效果颇佳，尤其是止痛，往
往能收到立竿见影的功效，其可以恢复自主神经功能，使胆囊恢
复其正常的生理功能。治疗期间应保持精神愉快、饮食有节，忌

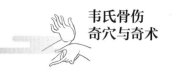
食油腻以及不消化食物以配合手法治疗。

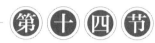

# 腹胀

## 【概述】

腹胀属于中医学"痞满"范畴，由于脾胃功能障碍，致中焦气机阻滞，升降失常进而发生。多有精神因素的背景，常与自主神经、神经递质、胃肠道激素等因素相关。随着对脊柱相关疾病研究的深入，脊柱源性所致的腹胀越来越受到大家重视。

## 【病因病理】

暴力损伤、慢性劳损、感受外邪等原因均可使胸椎、腰椎小关节错位，椎间孔变形狭窄，椎旁肌紧张、受牵扯，产生炎性渗出、充血、水肿等无菌性炎症。脊神经根通过相对狭窄的椎间孔时受到牵拉、压迫等机械刺激。椎旁软组织无菌性炎症的炎症物质对交感神经产生不良刺激。椎周软组织的粘连、痉挛可引起交感神经的继发性损伤，恶性循环，使交感神经正常的生理功能受损，导致交感-迷走神经功能失调，最终影响胃的蠕动和分泌功能，出现腹胀为主的一系列症状。

## 【临床表现】

临床症状复杂多样，主要以胃肠道症状为主的上腹饱胀、纳呆、早饱、嗳气吞酸及呕吐等，同时常伴有失眠多梦、健忘、倦怠、焦虑、手足心汗多、注意力不集中及精神涣散等自主神经功能紊乱的表现。常有腰背酸累、坠胀感以及疼痛、活动受限等不适。

**【诊断】**

1. 上腹饱胀、嗳气吞酸、厌食、食欲不振、腰背酸累、坠胀感以及疼痛、活动受限等不适。

2. 主要是胸椎 5-10 棘突偏歪、后突、压痛、叩击痛，椎旁肌紧张、痉挛、压痛、叩击痛。腹部听诊肠鸣音正常。

3. X 线检查示胸椎正、侧位片可无阳性改变，或见胸椎退变，椎间隙变形狭窄，不对称改变等。

4. 胃肠电图检查提示胃肠动力减弱，蠕动变慢，排空延迟等现象。

**【鉴别诊断】**

1. **急性肠炎、急性痢疾** 腹部剧痛，但有腹泻和脓血便，粪便镜检有大量脓细胞。

2. **急性肠梗阻、肠套叠、肠扭转** 这几种疾病常有呕吐，腹部包块和明显的压痛点。

3. **腹主动脉囊小破裂、夹层动脉瘤** 腹痛剧烈，背部疼痛亦较剧，酷似胸腰椎后关节紊乱引起的腹痛。但腹部触诊，深部可触及肿物，搏动性，有杂音，下肢动脉搏动减弱，脐周围或侧腹壁有瘀血斑。

4. **急性腹膜炎** 此病大多由腹内脏器穿孔、破裂和腹内脏

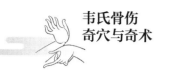

器急性感染的蔓延而引起，原发性较少见，通过实验室和物理检查易于和上述腹痛鉴别。另外，急性腹膜炎患者喜欢屈腿仰卧，无扭伤史。

【治疗】

1. 中胸穴

（1）定位：第 7 胸椎棘突旁开 2～3 厘米（图 3-14-1）。

（2）作用：理气通阳，舒肝利胆，散瘀止痛。

（3）主治：胸痛，胃脘痛，反酸，呃逆，胆囊炎，糖尿病。

（4）方法：采用松解法、反射法。患者端坐位或俯卧位，医者用拇指指端置于穴位上，由轻到重按压，以患者胸部"得气"、舒适为度。注意事项同"上胸穴"（图 3-14-2）。

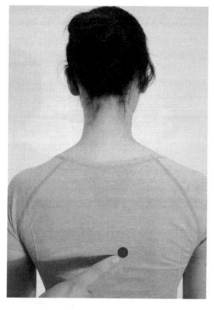

图 3-14-1　中胸穴 定位

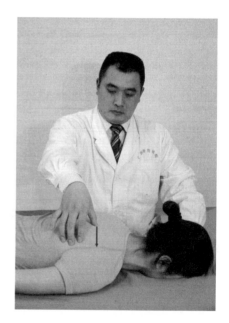

图 3-14-2　点按中胸穴

## 2. 下胸穴

（1）定位：第 10 胸椎棘突旁开 2～3 厘米（图 3-14-3）。

（2）作用：散瘀理气，舒筋止痛。

（3）主治：上腹痛，胁痛，大便异常，腰骶痛。

（4）方法：采用松解法、反射法。患者端坐位或俯卧位，医者用拇指指端置于穴位上，由轻到重按压，以患者胸部"得气"、舒适为度。注意事项同"上胸穴"（图 3-14-4）。

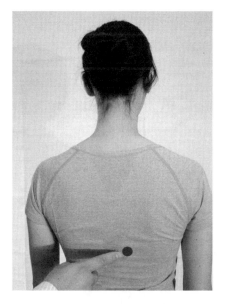 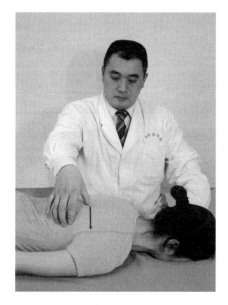

图 3-14-3　下胸穴 定位　　　　　图 3-14-4　点按下胸穴

## 3. 腹部联穴

（1）定位：按胃肠走行方向，呈"S"形、"？"形。

（2）作用：顺行疏理，解痉通里。

（3）主治：腹胀便秘，食欲不振，消化不良，腹部脂肪过多。

（4）方法：采用理顺法。患者仰卧位，医者将两手五指重叠，从上至下，从内至外，从右至左，轻揉按，呈"S""？"形按揉，反复数次，以患者腹部微热舒适为度（图3-14-5、图3-14-6）。

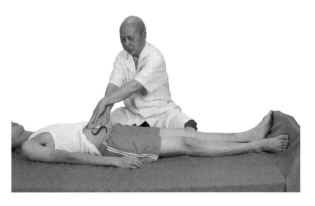

图 3-14-5　腹部线"S"线

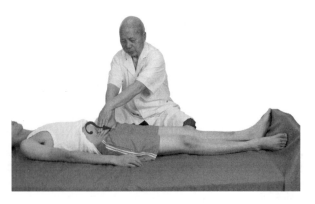

图 3-14-6　腹部线"？"线

### 4. 上腰穴

（1）定位：第2、3腰椎棘突间旁开2～3厘米（图3-14-7）。

（2）作用：散瘀行气，通督补肾。

（3）主治：腰痛，腹胀，大小便异常。

（4）方法：采用松解法、反射法。患者俯卧位，医者用拇指、手掌根或半握拳置于穴位上，从轻到重按压或揉搓，反复操作，以局部微热、舒适为度。注意用力要重些，使力透筋肌（图 3-14-8）。

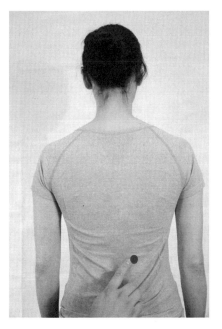

图 3-14-7　上腰穴 定位

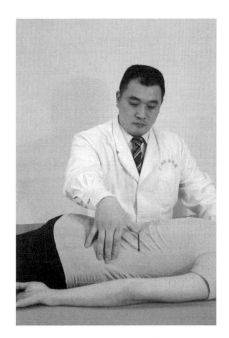

图 3-14-8　点按上腰穴

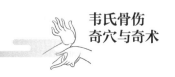
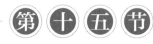

# 排尿异常

## 【概述】

排尿异常包括尿频、尿急、尿痛和尿不尽等尿路刺激症状，多见于泌尿系统疾病，亦可由脊柱病变所引起。脊柱源性排尿异常多表现为尿频和尿急。尿频是指排尿次数明显增多（分生理性和病理性，后者常伴尿急、尿痛）；尿急是指尿意一来即须立即排尿的症状，因治疗不得当，使病情迁延，给患者身心带来很大的不良影响。

## 【病因病理】

正常的排尿，需要健全的排尿机构和完整的神经系统。膀胱和括约肌受交感神经、副交感神经和躯体神经三组神经支配，这些神经均含感觉纤维。交感神经受刺激可使逼尿肌松弛而内括约肌收缩；副交感神经可使逼尿肌收缩而内括约肌松弛；躯体神经为尿道外括约肌的运动神经，其功能为排尿的随意控制。膀胱容量及内压的改变，神经冲动传入中枢，发放排尿反射，而脑部中枢可起阻抑作用，暂时停止排尿反射的发放。

腰骶部骨关节和肌筋的损伤，激压支配膀胱和括约肌的神经，引起尿频、尿急、排尿困难或尿潴留。此外，支配盆腔器官的神经受激压，可影响前列腺的血循环，导致前列腺的急慢性肿大，引起排尿困难和尿潴留。

上段颈椎错位引起椎 - 基底动脉供血不足，或使颈交感神经受刺激，以及腰椎、骨盆错位，都会影响排尿高级中枢或膀胱自主排尿中枢等对排尿活动的影响，出现排尿异常。

【临床表现】

尿频、尿急、尿量或多或少，淋漓不尽，小腹拘急或痛引腰腹为主要特征的病症，伴见头痛、头晕、乏力等神经衰弱症状以及腰骶部、会阴区、大腿内侧不适感觉。

【诊断要点】

1. 尿频、尿急症状的发生或加重，与患者脊柱损伤相关联，伴见头痛、头晕、乏力等神经衰弱症状以及腰骶部、会阴区、大腿内侧不适感觉。

2. 颈部活动受限，颈肌紧张，颈椎棘突或椎旁压痛。腰背肌紧张，腰椎生理曲度改变，腰椎棘突单个或多个偏歪，棘上韧带肿胀或剥离。压痛点可在棘突嵴，或在患椎棘突旁半横指处（相当于后关节在体表的投影位置），伴有或不伴有下肢放射痛，若棘突间隙压痛，是合并棘间韧带损伤，单纯腰椎后关节紊乱无此压痛。触诊患侧髂后上棘或下棘下缘位置较健者偏下者，为骶髂关节后错位，反之，为前错位。触诊患者髂前上棘，位置较健侧偏下者（与肚脐连线延长）为前错位，反之为后错位。触诊腰骶关节隆起为骶椎后错位（仰头），凹陷为前错位（点头）。双下肢不等长，双足呈阴阳脚。

3. X 线检查，开口位片，寰枢椎双侧的侧块不对称，环齿侧间隙及寰枢关节间隙左右不对称。侧位片寰枢椎后结节呈仰、

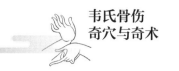

倾式或旋转式错位。病程较长或慢性者，腰椎前缘可出现骨质增生等 X 线征。属椎体后移（假性滑脱者），椎体后缘连线中断，患椎后移。反之，患椎前移为前滑脱。腰椎斜位片可辨别真性滑脱或假性滑脱。骨盆平片显示：患侧骶髂关节密度增高，两侧关节间隙宽窄不一。两侧髂嵴最高点连线与坐骨结节线不相互平行，与经腰$_5$中点、骶骨中轴、耻骨联合面的连线不相垂直。腰椎侧弯或棘突偏歪，骶骨"点头"或"仰头"，骨盆矢状位片显示两耻骨支不对称。

4. 各项理化检查，排除泌尿系统及其周围组织器官的炎症、结石、结核、肿瘤以及泌尿器官的器质性疾患。

**【鉴别诊断】**

脊柱损伤性疾病导致的排尿异常，一般有颈、胸或腰骶段脊柱的外伤、劳损病史和相应的临床症状、体征及影像学的改变，泌尿系统的各项理化检查多无异常发现。而泌尿系统的炎症、结核、结石、肿瘤以及泌尿器官的器质性疾患，理化检查均有相应的阳性结果。3 岁以前的婴幼儿及精神疾病患者，因其高级中枢的排尿控制功能不全或减弱，引起排尿异常。

**【治疗】**

**1. 上腰穴**

（1）定位：第 2、3 腰椎棘突间旁开 2～3 厘米（图 3-15-1）。

（2）作用：散瘀行气，通督补肾。

（3）主治：腰痛，腹胀，大小便异常。

（4）方法：采用松解法、反射法。患者俯卧位，医者用拇指、手掌根或半握拳置于穴位上，从轻到重按压或揉搓，反复操作，以局部微热、舒适为度。注意用力要重些，使力透筋肌（图3-15-2）。

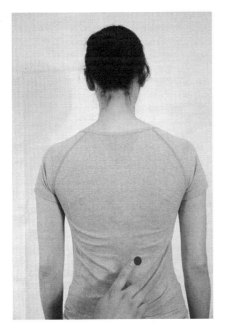 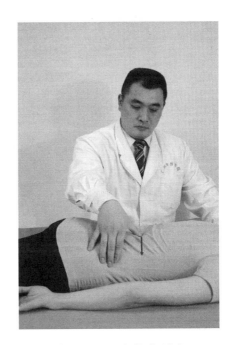

图 3-15-1　上腰穴 定位　　　　　　图 3-15-2　点按上腰穴

## 2. 下腰穴

（1）定位：第4、5腰椎棘突间旁开2～3厘米（图3-15-3）。

（2）作用：祛瘀行气，健肾通督，舒筋通络。

（3）主治：下腰胀痛或腰腿痛，下肢麻痛，腹痛，大小便异常。

（4）方法：采用松解法、反射法。患者俯卧位，医者用拇指、手掌根或半握拳置于穴位上，从轻到重按压或揉搓，反复操

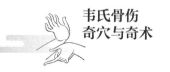

作，或将下肢提抬松解，以局部微热、舒适为度。注意事项同"上腰穴"（图 3-15-4）。

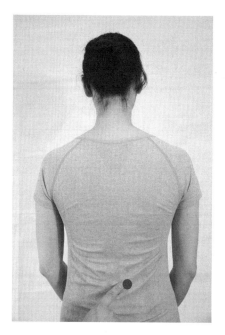

图 3-15-3　下腰穴 定位

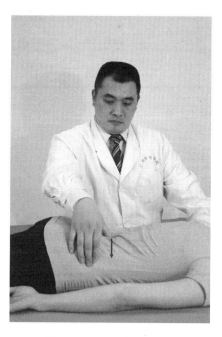

图 3-15-4　点按下腰穴

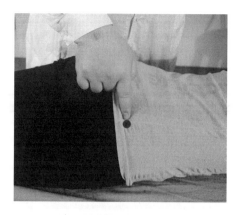

图 3-15-5　臀中穴 定位

### 3. 臀中穴

（1）定位：臀部中央，相当于髂前上棘与骶尾关节连线中点外 2 厘米处（图 3-15-5）。

（2）作用：解痉松解，舒筋通络，止痛。

（3）主治：腰腿痛，会阴部坠胀，排尿异常，男性阳痿，女性月经失调。

（4）方法：采用松解法、反射法。患者俯卧位，医者用拇指或肘尖置于穴位上，从轻到重点按，反复操作，用力应较大，以患者能忍受、局部微热为度。注意手法应力达深部（图3-15-6）。

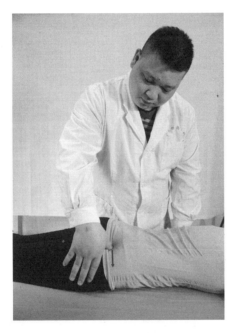

图 3-15-6　点按臀中穴

## 4. 足背外穴（区）

（1）定位：多在足背外穴（区）侧跖骨4、5之间中点（图3-15-7）。

（2）作用：祛瘀止痛，舒筋通络。

（3）主治：痛症，特别是头痛、颈痛、牙痛、肩痛，呃逆，心悸，尿少。

（4）方法：采用反射法，患者端坐位或仰卧位，医者用拇指置于穴位上，向上30度稍用力，以患者能忍受且手法后舒适为宜，反复操作3～5遍。注意手法应由轻到重，适度而止（图3-15-8）。

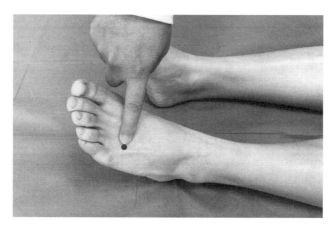

图 3-15-7　足背外穴（区）

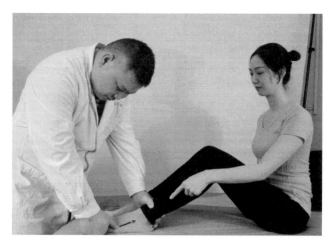

图 3-15-8　点按足背外穴（区）

**【护理与预后】**

1. 积极治疗腰骶部骨关节和肌筋的损伤，是缓解和消除排尿异常的关键，而加强腰背肌的功能锻炼，是减少复发、巩固疗效的保证。

2. 手法治疗功能性排尿异常，大多能取得较好的疗效。对于治愈后又反复发作的患者，需要进一步检查，排除泌尿系统的结石、炎症等继发病患。

3. 反复发作排尿困难和尿潴留的患者，除积极治疗腰骶部骨关节和肌筋的病损以及继发的尿道炎症外，还需注意改变导致症状反复发作的饮食和生活习惯。

4. 一般预后良好。

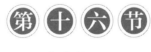

# 便秘

**【概述】**

便秘，指大便秘结，排便周期延长，虽有便意但排便困难的病症。可见于多种急、慢性疾病中。本病病位在肠，但与脾胃肝肾功能失调均有关联。外感寒热之邪、内伤饮食情志、阴阳气血不足等均可引使肠腑壅塞或肠失温润，大肠传导不利而产生便秘。与脊柱相关的便秘主要是由于相关的自主神经功能发生紊乱

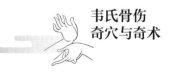

而引起的。

【病因病理】

1. 直接或间接暴力作用于脊椎引起脊髓损伤，肛门外括约肌的控制及直肠的排便反射消失，肠蠕动减慢，直肠平滑肌松弛，粪便潴留，日久因水分被吸收而造成便秘。

2. 骶髂关节错位，可因牵拉梨状肌等软组织导致局部充血、水肿和肌痉挛，从而刺激或压迫经过坐骨大孔的神经，阴部神经受刺激则兴奋性增高，肛门外括约肌紧张，导致便秘。亦可刺激经过骶髂关节前面的下腹下神经丛及由下部腰神经和上部骶神经分出的前支所组成的腰丛，使其兴奋性增高，抑制肠蠕动，肛门内括约肌收缩，导致便秘。

3. 胸椎、腰椎关节错位使交感神经节前纤维受到压迫、牵拉或炎症物质的刺激，造成神经功能低下，肠壁细胞处于去神经的过敏状态，最终导致胃肠功能紊乱。

【临床表现】

以排便困难为主症，临床上有各种不同的表现：或两日以上至一周左右大便一次，粪质干硬，排出困难；或虽有每日大便一次，粪质干燥坚硬，排出困难；或粪质并不干硬，也有便意，但排除困难等。伴下腹部胀闷不适或深压痛，腰骶部隐痛、胀痛，下肢酸软、麻胀，怕冷，食欲不振、恶心、口苦，头晕，全身酸痛、乏力，精神萎靡等。

【诊断要点】

1. 大便秘结，排便周期延长，或虽有便意但排便困难，伴下腹部胀闷不适或深压痛，腰骶部隐痛、胀痛，下肢酸软、麻胀，怕冷，食欲不振，恶心、口苦，头晕，全身酸痛、乏力，精神萎靡等。

2. 腹软，无压痛、反跳痛，有时可在左下腹触及无痛性条索状肠管样粪块。可见有胸 10 至腰 3 棘突不同程度的偏移，椎旁压痛，叩击痛，以及阳性病理物的出现；骶髂关节有错位，梨状肌有深压痛。化验检查大便常规正常。

3. X 线检查一般无阳性体征，可见胸椎、腰椎关节紊乱，棘突偏歪，甚至脊柱力线改变（侧弯），棘突间距异常等。

4. 肠电图检查显示波幅低、频率慢。

5. 大便常规、结肠镜镜检、钡餐灌肠未见明显异常。

【鉴别诊断】

1. **直肠和肛门病变**　直肠炎、痔疮、肛裂、肛周脓肿和溃疡等，肿瘤瘢痕性狭窄均可引起便秘。此类便秘多因病变部位受刺激而引起肛门疼痛和痉挛，患者害怕排便致粪便潴留时间过长所致。

2. **肌力减退性便秘**　肠壁平滑肌、肛提肌、膈肌或腹壁肌无力时，常可引起粪便潴留时间过长而致便秘，多见于老年人或慢性肺气肿、严重营养不良、肠麻痹等患者，临床常见以原发病的虚损性症状为主。

【治疗】

1. **上腰穴**

（1）定位：第 2、3 腰椎棘突间旁开 2～3 厘米（图 3-16-1）。

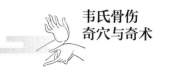

（3）作用：散瘀行气，通督补肾。

（4）主治：腰痛，腹胀，大小便异常。

（5）方法：采用松解法、反射法。患者俯卧位，医者用拇指、手掌根或半握拳置于穴位上，从轻到重按压或揉搓，反复操作，以局部微热、舒适为度。注意用力要重些，使力透筋肌（图3-16-2）。

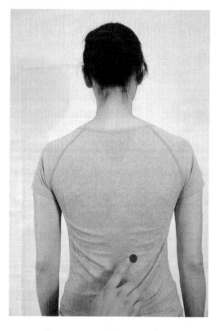

图 3-16-1　上腰穴 定位

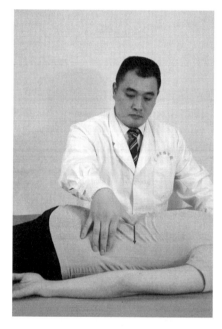

图 3-16-2　点按上腰穴

## 2. 下腰穴

（1）定位：第4、5腰椎棘突间旁开2～3厘米（图3-16-3）。

（2）作用：祛瘀行气，健肾通督，舒筋通络。

（3）主治：下腰胀痛或腰腿痛，下肢麻痛，腹痛，大小便异常。

（4）方法：采用松解法、反射法。患者俯卧位，医者用拇指、手掌根或半握拳置于穴位上，从轻到重按压或揉搓，反复操作，或将下肢提抬松解，以局部微热、舒适为度。注意事项同"上腰穴"（图 3-16-4）。

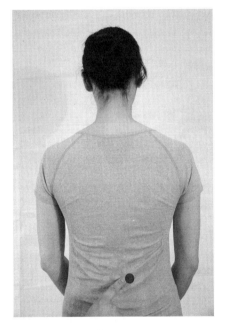

图 3-16-3　下腰穴 定位

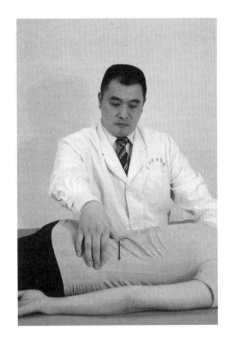

图 3-16-4　点按下腰穴

### 3. 腹部联穴

（1）定位：按胃肠走行方向，呈"S"形、"？"形（图 3-16-5，图 3-16-6）。

（2）作用：顺行疏理，解痉通里。

（3）主治：腹胀便秘，食欲不振，消化不良，腹部脂肪过多。

（4）方法：采用理顺法。患者仰卧位，医者将两手五指重叠，从上至下，从内至外，从右至左，轻揉按，呈"S""？"形按揉，反复数次，以患者腹部微热、舒适为度。

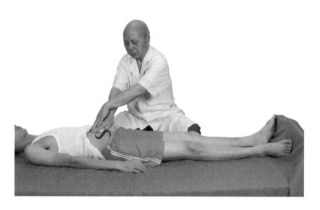

图 3-16-5　腹部线"S"线

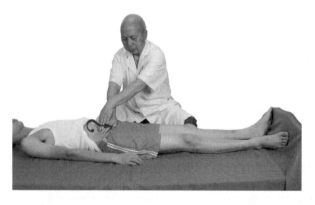

图 3-16-6　腹部线"？"线

## 4. 下胸穴

（1）定位：第 10 胸椎棘突旁开 2～3 厘米（图 3-16-7）。

（2）作用：散瘀理气，舒筋止痛。

（3）主治：上腹痛，胁痛，大便异常，腰骶痛。

（4）方法：采用松解法、反射法。患者端坐位或俯卧位，医者用拇指指端置于穴位上，由轻到重按压，以患者胸部"得气"、舒适为度。注意事项同"上胸"（图3-16-8）。

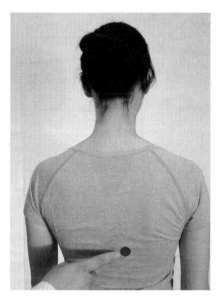
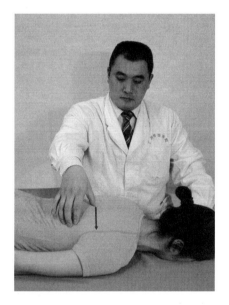

图 3-16-7　下胸穴 定位　　　　　图 3-16-8　点按下胸穴

【护理与预后】

1. 治疗期间应避免重体力劳动和剧烈运动，注意休息。

2. 适当加强腰背肌的功能锻炼，早、晚各坚持 5～10 分钟的腰功能锻炼。

3. 注意保持饮食的规律性，避免暴饮暴食及过食辛辣刺激的食物。

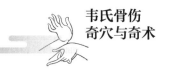
4. 患者应多吃新鲜蔬菜、水果，进行适当体育活动，并养成定时排便的习惯。

5. 本病一般预后良好。

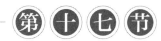

# 肠胃功能紊乱症

## 【概述】

本病是以腹痛、腹泻、便秘或便秘腹泻交替出现，并伴自主神经功能紊乱的一种慢性功能性肠道病变。

## 【病因病理】

内脏小神经起于第 10 至第 11 胸交感神经节，穿膈肌而终于腹腔节。肠系膜下神经丛分布于结肠及直肠。由于脊柱椎间关节失稳，在姿势不良，疲劳过度，受寒冷或失眠烦躁等诱因下致胸椎错位，因而损害并刺激胸交感神经，使交感神经兴奋或受压迫使交感神经抑制而发病。从生理病理方面分析，一个自主效应器被去除神经后，它将对化学物质的敏感性越来越增加，称为去神经敏感性。胸椎及腰椎关节错位使交感神经节前纤维受到严重压迫，神经功能低下，肠壁细胞处于去神经的内脏感觉过敏状态，许多正常食物或某些刺激性食物显示过敏现象不耐受而致肠功能紊乱症状诱发加重（临床表现为副交感神经相对兴奋状态）。

【临床表现与诊断】

**1. 症状**

（1）腹痛、腹部不适：常沿肠管有不适感或腹痛，可发展为绞痛，持续数分钟至数小时，以左下腹或下腹多见，也可位于脐周。腹痛常在便前发生或加重，便后或排气后缓解、消失。有些食物如粗纤维蔬菜、粗纤维水果、浓烈调味品、酒及冷饮等，可诱发腹痛。但腹痛不进行性加重。睡眠时不发作。

（2）腹泻或不成形便：常于餐后，尤其是早餐后多次排便。亦可发生于其余时间，但不发生在夜间。偶尔大便最多可达10次以上，但每次大便量少，总量很少超过正常范围。有时大便仅1次或2次，但不成形。腹泻或不成形便有时与正常便或便秘相交替，粪质量少而黏液量很多，但无脓血。便秘呈现干结、量少，呈羊粪状或细杆状，表面可附黏液。

（3）其他消化道症状：胃肠胀气和消化不良，上腹胀满，频繁嗳气，餐后加重，长伴口干、口苦等，可有排便不尽感、放屁多、排便窘迫感。

（4）自主神经功能紊乱：出现焦虑、紧张、失眠、乏力、心悸、手足多汗、血压偏低、头面阵热及头晕等症状。

（5）腹部多无阳性体征发现。血、尿、粪便检查及培养（至少3次），潜血试验，肝、肾功能、电解质、血沉、甲状腺功能和血清酶学检查无异常。结肠镜检查：肠管痉挛持续时间长，收缩频繁，肠镜推进困难，肠腔内可见黏膜充血，黏液分泌增多或正常，组织活检正常。结肠功能测定：可行结肠内置管测压或吞

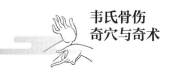

下微型传感器和胃肠肌电图等方法测定肠运动功能。

### 2. 检查

（1）体征：盲肠和乙状结肠常可触及，盲肠多呈充气肠管样感觉；乙状结肠常呈索条样痉挛肠管或触及粪块。所触肠管可有轻度压痛，但压痛不固定，持续压迫时疼痛消失。部分患者肛门指诊有痛感，且有括约肌张力增高的感觉。

（2）脊检所见：腰背部肌肉紧张，胸$_9$至腰$_2$棘突偏歪、椎旁压痛，棘上韧带和患椎有关的最长肌、多裂肌附着点有摩擦音。

（3）X线检查：胸椎、腰椎间关节排列紊乱，左右关节突关节不对称，较重者脊椎侧弯，或棘突左右偏歪，或棘突间距上宽下窄或上窄下宽。

### 【治疗】

### 1. 孔上穴

（1）定位：枕骨大孔上缘（图 3-17-1）。

（2）作用：镇静安神，调理气血。

（3）主治：后头痛，顽固性失眠，不明原因低热，口干，肠胃功能紊乱。

（4）方法：采用反射法。患者端坐位，医者一手扶持患者头部，另一手用拇指指尖于该穴向头顶方向推按，以患者感头顶部"得气"，局部微痛且舒适为度。时间 5～10 分钟。注意操作时用力方向要准确，力度要适中（图 3-17-2）。

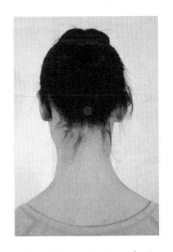 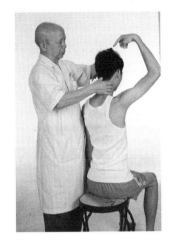

图 3-17-1　孔上穴 定位　　　　图 3-17-2　点按孔上穴

## 2. 中胸穴

（1）定位：第 7 胸椎棘突旁开 2～3 厘米（图 3-17-3）。

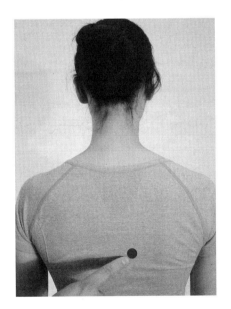

图 3-17-3　中胸穴 定位

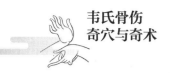

（2）作用：理气通阳，舒肝利胆，散瘀止痛。

（3）主治：胸痛，胃脘痛，反酸，呃逆，胆囊炎，糖尿病。

（4）方法：采用松解法、反射法。患者端坐位或俯卧位，医者用拇指指端置于穴位上，由轻到重按压，以患者胸部"得气"、舒适为度。注意事项同"上胸穴（图3-17-4）。

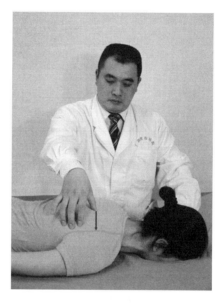

图 3-17-4　点按中胸穴

## 3. 下胸穴

（1）定位：第10胸椎棘突旁开2~3厘米（图3-17-5）。

（2）作用：散瘀理气，舒筋止痛。

（3）主治：上腹痛，胁痛，大便异常，腰骶痛。

（4）方法：采用松解法、反射法。患者端坐位或俯卧位，医者用拇指指端置于穴位上，由轻到重按压，以患者胸部"得气"、舒适为度。注意事项同"上胸穴"（图 3-17-6）。

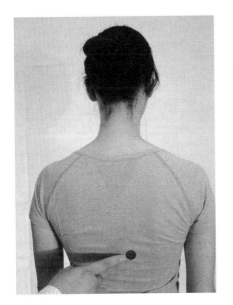

图 3-17-5　下胸穴 定位

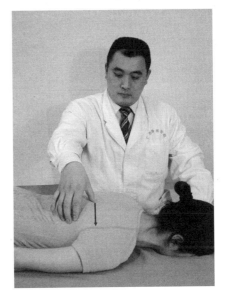

图 3-17-6　点按下胸穴

### 4. 腹部联穴

（1）定位：按胃肠走行方向，呈"S"形、"？"形（图 3-17-7，图 3-17-8）。

（2）作用：顺行疏理，解痉通里。

（3）主治：腹胀便秘，食欲不振，消化不良，腹部脂肪过多。

（4）方法：采用理顺法。患者仰卧位，医者将两手五指重叠，从上至下，从内至外，从右至左，轻揉按，呈"S""？"形按揉，反复数次，以患者腹部微热舒适为度。

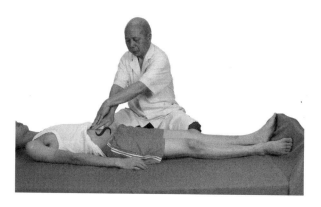

图 3-17-7　腹部线"S"线

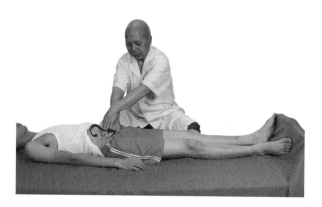

图 3-17-8　腹部线"？"线

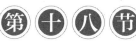

# 月经失调

## 【概述】

月经失调泛指各种原因引起的月经改变，主要包括经期与经量的变化，是妇女病中最常见的症状之一。神经内分泌功能失调以及器质病变或药物是导致月经失调的主要原因，而腰骶椎病变所致的盆交感神经丛受刺激（或受压）进而使盆腔脏器功能失调亦可造成月经失调，称为脊源性月经失调。本病属于中医学"月经病"的范畴。

## 【病因病理】

外伤或劳损导致腰骶关节的轻微错位，或由于梨状肌痉挛或炎症激惹而刺激了梨状肌附近的盆交感神经丛，使盆交感神经丛发出支配子宫的交感神经支长期处于兴奋状态，从而引起子宫平滑肌的持续收缩，并且引起子宫内膜与子宫内膜螺旋动脉的痉挛收缩，这些变化将导致子宫内膜组织的缺血、坏死及脱落而成为月经并使月经提前。到后期，长期兴奋的交感神经转为受抑制，而副交感神经兴奋，子宫内膜螺旋动脉则扩张充血，子宫平滑肌松弛，则子宫内膜组织脱落时间延后而使得月经周期退后。

此外，腰丛及盆腔神经丛受刺激后通过下丘脑及垂体的正负反馈机制可反射刺激大脑皮质从而影响雌激素与孕激素的血液含量而引起月经紊乱。

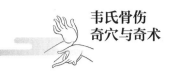
【临床表现】

1. 症状

（1）常可询及患者腰、臀部外伤史，腰臀部的胀痛伴随腰部活动不利亦常见。

（2）有月经失调的表现，行经前或行经后小腹的胀痛感明显，但经量与经色正常。

（3）其他伴随症状：可伴见下肢，尤其是腓肠肌的酸胀乏力，以及臀部、膝部胀痛，不同程度的跛行，患侧下肢的怕冷或潮热。少数病例还可见尿频、尿急、便秘或腹泻。

2. 体征

（1）不同程度的腰椎活动受限，伴见腰肌紧张，或一侧腰肌代偿性增粗而对侧腰肌萎缩。

（2）第4、5腰椎棘突间隙过大，或第4、5腰椎棘突偏歪，局部压痛。

（3）两侧髂后上棘不对称，伴压痛，或患侧梨状肌的明显压痛。

（4）直腿抬高试验，患侧不同程度受限。

3. 辅助检查

（1）腰椎X线片上可见到腰曲加深或变浅，腰骶角增大，椎间隙改变，腰椎骶化，骶椎腰化或骶椎隐裂等表现。

（2）血常规、血沉、抗链球菌溶血素"O"、类风湿因子等理化检查均正常，妇科常规检查以及子宫、子宫附件B超未见异常。

## 【诊断】

1. 月经失调超过 1 年以上并伴腰部外伤史，腰部疼痛及不同程度的腰部活动受限。

2. X 线见腰骶关节或骶髂关节的损伤表现。

3. 妇科检查排除生殖系统的病理因素或损伤。

4. B 超检查子宫附件无异常。

5. 除外药物、环境及情绪等因素造成的月经失调。

6. 对月经延期者，按常规用黄体酮、己烯雌酚治疗无效者。

## 【鉴别诊断】

1. **青春期功能失调性子宫出血病**　有不规则子宫出血，往往先有一段时间停经，然后突然大量出血，延续几个星期甚至更长时间，不易自止；亦可表现为断断续续的出血，量时多时少，失血过多者可继发重度贫血。

2. **更年期功能失调性子宫出血病**　子宫出血是无规律性的，往往可以大量出血，用一般止血药后，出血可以减少；由于反复出血，有时继发重度贫血。

3. **多囊卵巢综合征**　月经稀发或闭经，或不规则子宫出血，高雄激素临床表现或高雄激素血症，超声表现为多囊卵巢。血清总睾酮水平正常或轻度升高，通常不超过正常范围上限的 2 倍；可伴有雄烯二酮水平升高；血清抗苗勒管激素水平较正常明显增高；非肥胖多囊卵巢患者多伴有 LH/FSH 比值 ≥ 2。

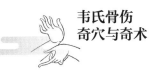

## 【治疗】

### 1. 臀中穴

（1）定位：臀部中央，相当于髂前上棘与骶尾关节连线中点外 2（图 3-18-1）。

（2）作用：解痉松解，舒筋通络，止痛。

（3）主治：腰腿痛，会阴部坠胀，排尿异常，男性阳痿，女性月经失调。

（4）方法：采用松解法、反射法。患者俯卧位，医者用拇指或肘尖置于穴位上，从轻到重点按，反复操作，用力应较大，以患者能忍受，局部微热为度。注意手法应力达深部（图 3-18-2）。

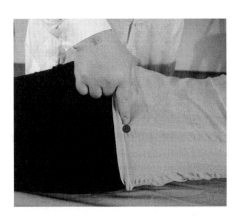

图 3-18-1　臀中穴 定位

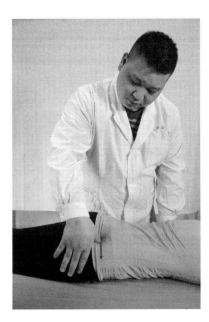

图 3-18-2　点按臀中穴

## 2. 腹部联穴（2线）

（1）定位：按胃肠走行方向，呈"S"形、" ？ "形（图 3-18-3，图 3-18-4）。

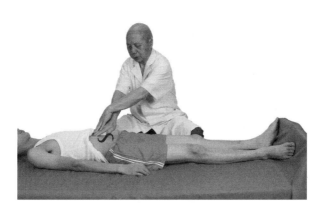

图 3-18-3　腹部线"S"线

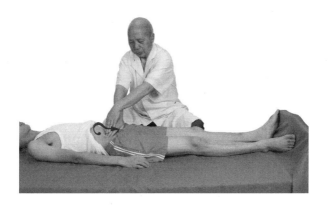

图 3-18-4　腹部线" ？ "线

（2）作用：顺行疏理，解痉通里。

（3）主治：腹胀便秘，食欲不振，消化不良，腹部脂肪过多。

（4）方法：采用理顺法。患者仰卧位，医者将两手五指重

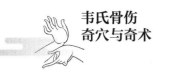

叠，从上至下，从内至外，从右至左，轻揉按，呈"S""？"形按揉，反复数次，以患者腹部微热舒适为度。

### 3. 手背外穴（区）

（1）定位：手部背侧第 4、5 掌骨之间中点（图 3-18-5）。

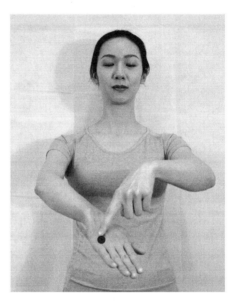

图 3-18-5　手背外穴（区）定位

（2）作用：祛瘀止痛，舒筋通络。

（3）主治：痛症，特别是头痛、颈痛、牙痛、肩痛，呃逆，心悸，尿少。

（4）方法：采用反射法。患者端坐或仰卧位，医者用拇指置于穴位上，向上 30 度稍用力点按，以患者能忍受且手法后舒适为宜，反复操作 3 ~ 5 遍。注意操作时应寻找最痛的点进行手法，止痛效果更佳（图 3-18-6）。

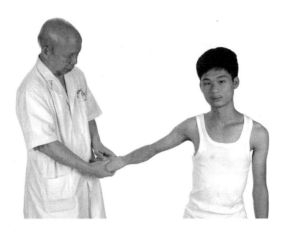

图 3-18-6　点按手背外穴（区）

【预防及预后】

脊源性月经失调，如早期发现，经整脊后临床疗效显著。

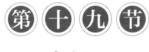

# 痛经

【概述】

痛经是指妇女在经期及其前后，出现小腹或腰部疼痛，甚至痛及腰骶。每随月经周期而发，严重者可伴恶心呕吐、冷汗淋漓、手足厥冷，甚至昏厥，给工作及生活带来影响。目前临床常将其分为原发性和继发性两种，原发性痛经多指生殖器官无明显病变者，故又称功能性痛经，多见于青春期少女、未婚及已婚未

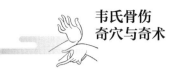

育者。此种痛经在正常分娩后疼痛多可缓解或消失。继发性痛经则多因生殖器官有器质性病变所致。与脊柱相关的痛经主要是腰骶椎病变所致的盆交感神经受刺激所引起的疼痛，在临床上尤以原发性痛经多见。

【病因病理】

由于外伤、劳损等致病因素使骶髂关节轻度移位或梨状肌受到牵拉或者炎症刺激，加之子宫颈峡部或子宫颈内口狭小，子宫位置过度前倾前屈或后倾后屈，经血排出受阻不扬，往往刺激产生反射性子宫收缩，收缩频率增加并节律紊乱，因此，在月经前期或者经行前后可引起子宫平滑肌及盆腔周围组织紧张度增高，血管充血，子宫内膜螺旋动脉痉挛收缩，经血凝滞，外流受阻而产生痛经。

【临床表现】

1. 症状

痛经主要表现为妇女经期或行经前后，周期性发生下腹部疼痛（胀痛、冷痛、灼痛、刺痛、隐痛、坠痛、绞痛、痉挛性疼痛及撕裂性疼痛），疼痛蔓延至骶腰背部，甚至涉及大腿及足部。常伴有全身症状：乳房胀痛、肛门坠胀、胸闷烦躁、悲伤易怒、心惊失眠、头痛头晕、恶心呕吐、胃痛腹泻、倦怠乏力、面色苍白、四肢冰凉、冷汗淋漓及虚脱昏厥等症状。

2. 体征

（1）疼痛部位肌肉紧张、痉挛或僵硬，并有广泛的压痛点。

（2）脊柱生理弧度异常变化，或脊柱发生侧弯。

（3）肢体功能活动可有轻度或中度受限。

3. **临床检查**　X线检查可见脊柱生理弯曲有不同程度的改变。

【诊断】

1. **诊断要点**

（1）本病一般根据病史、症状、体征就能做出明确诊断。患者常有外伤史或慢性劳损史。

（2）不适感，疼痛或酸胀，肌肉紧张，有广泛压痛点。

（3）X线检查：脊柱正常生理弯曲有不同程度的变直或反张。

2. **鉴别诊断**　原发性痛经首先要排除盆腔病变的存在，建议先行妇科检查、超声检查、宫腔镜检查等，以除外生殖器器质性病变，如子宫内膜异位症、盆腔炎、盆腔瘀血症等疾病引起的继发性痛经。

【治疗】

1. **腹部联穴（2线）**

（1）定位：按胃肠走行方向，呈"S"形、"？"形（图3-19-1，图3-19-2）。

（2）作用：顺行疏理，解痉通里。

（3）主治：腹胀便秘，食欲不振，消化不良，腹部脂肪过多。

（4）方法：采用理顺法。患者仰卧位，医者将两手五指重叠，从上至下，从内至外，从右至左，轻揉按，呈"S""？"形按揉，反复数次，以患者腹部微热舒适为度。

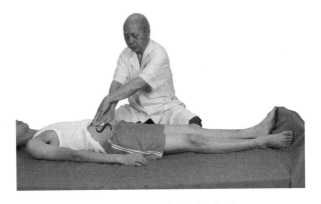

图 3-19-1　腹部线"S"线

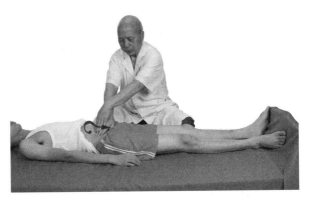

图 3-19-2　腹部线"？"线

## 2. 臀中穴

（1）定位：臀部中央，相当于髂前上棘与骶尾关节连线中点外2厘米（图3-19-3）。

（2）作用：解痉松解，舒筋通络，止痛。

（3）主治：腰腿痛，会阴部坠胀，排尿异常，男性阳痿，女性月经失调。

（4）方法：采用松解法、反射法。患者俯卧位，医者用拇指或肘尖置于穴位上，从轻到重点按，反复操作，用力较大，以患者能忍受，局部微热为度。注意手法应力达深部（图 3-19-4）。

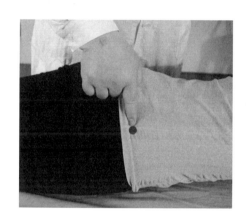

图 3-19-3　臀中穴 定位

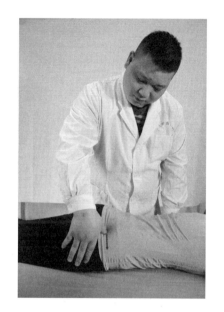

图 3-19-4　点按臀中穴

## 3. 手背外穴（区）

（1）定位：手部背侧第 4、5 掌骨之间中点（图 3-19-5）。

（2）作用：祛瘀止痛，舒筋通络。

（3）主治：痛症，特别是头痛、颈痛、牙痛、肩痛，呃逆，心悸，尿少。

（4）方法：采用反射法。患者端坐或仰卧位，医者用拇指置于穴位上，向上 30 度稍用力点按，以患者能忍受且手法后舒适为宜，反复操作 3 ~ 5 遍。注意操作时应寻找最痛点进行手法，止痛效果更佳（图 3-19-6）。

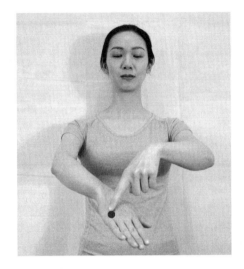

图 3-19-5　手背外穴（区）定位

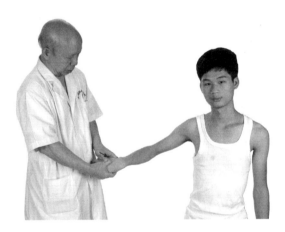

图 3-19-6　点按手背外穴

## 4. 足背外穴（区）

（1）定位：多在足背外穴（区）侧跖骨 4、5 之间中点（图 3-19-7）。

（2）作用：祛瘀止痛，舒筋通络。

（3）主治：痛症，特别是头痛、颈痛、牙痛、肩痛，呃逆，心悸，尿少。

（4）方法：采用反射法，患者端坐位或仰卧位，医者用拇指置于穴位上，向上30度稍用力，以患者能忍受且手法后舒适为宜，反复操作3~5遍。注意手法应由轻到重，适度而止（图3-19-8）。

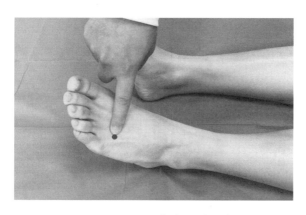

图 3-19-7　足背外穴（区）

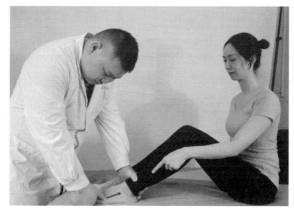

图 3-19-8　点按足背外穴（区）

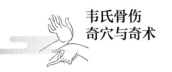
**【护理与预后】**

1. 经前、经期忌食辛辣生冷的食物。

2. 注意保暖，防止受凉。

3. 注意经期卫生，避免精神刺激，控制情绪。

4. 经期痛经，一般腹部不作手法，八髎亦不用热敷，以防由此导致月经过多。

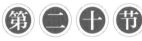

# 性功能障碍

**【概述】**

性功能障碍在此特指男性勃起功能障碍，亦称为"阳痿"，表现为阴茎痿软不举，或举而不坚、不能持久等。造成阳痿的原因众多，但因脊柱力学平衡失调功能改变所致者称为脊源性性功能障碍，在中医属"阳痿"范畴。

**【病因病理】**

1. **阳痿与早泄** 是各级性控制中枢兴奋与抑制两方面协调失衡的两种表现，很可能是性兴奋度增高，于是各中枢负担加重，最终导致衰竭而进入抑制状态。当暴力直接或间接作用于胸、腰部或慢性劳损时，均可导致胸、腰部的关节发生位移，局部肌肉、韧带、关节囊及椎间盘等组织发生损伤。支配阴茎组织的交感神经纤维通过变形椎间孔的骨性狭窄处时可受到刺激或压迫，或可受到局部损伤组织炎症及粘连的牵拉刺激，引起盆腔内脏神经的兴奋性增高，加强对阴茎动起机能的抑制而出现阳痿。

2. **骶髂关节的错位或劳损**　均有可能造成梨状肌的充血、水肿、痉挛等，刺激或压迫穿过坐骨下孔的阴部神经，降低了阴茎勃起的冲动传导而出现阳痿。

【临床表现】

1. **症状与体征**　性交时阴茎不能勃起，或举而不坚，或不能持久而致无法完成性交。常伴见腰部或臀部的酸痛或隐痛，下肢酸胀乏力、畏寒，或小腹胀痛不适，或见不同程度的腰部活动不利感。

查体通常无特殊阳性体征，但常可查及患侧腰部肌肉紧张改变，胸椎或腰椎棘突可见偏歪移位并伴压痛，用力按压时椎旁的酸胀感明显；两侧的髂后上棘不等高，一侧髂后上棘上压痛明显；或深部按压梨状肌可触及条索样硬结，并伴明显压痛。

2. **检查**　腰椎正侧位片及骨盆平片可无特殊异常，或仅见椎体骨质增生等。

【诊断】

1. 大部分患者可询及腰部或胸部外伤或慢性劳损病史。

2. 好发于中年人，排除精神因素及其他器官疾病如慢性肾衰、多发性硬化症、甲亢等所造成的阳痿。

3. 表现为性欲减退，阴茎痿而不举，举而不坚，伴随腰背酸痛，头晕，失眠，记忆力减退，心慌、下肢酸累或麻胀不适、

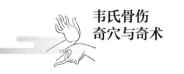

怕冷等，或下腹部胀闷不适，腰活动及行走均觉不利。

查体可见腰肌紧张度增高，胸椎或腰椎棘突偏歪并伴棘上叩痛或椎旁压痛，两侧髂后上棘不等高伴一侧髂后上棘叩痛或压痛，深部按压梨状肌时发现条索样硬结或可伴明显的压痛。

4. 腰椎正侧位片及骨盆平片或可见椎间隙模糊，椎体骨质增生等改变。

5. 手法治疗后症状有所改善者。

**【鉴别诊断】**

主要为鉴别因精神、社会因素造及性生理功能障碍导致的阳痿。

1. **精神、社会因素导致的性功能障碍**　如缺乏性知识，缺少与伴侣的情感交流，或性交时过分紧张，或缺乏自信等均可导致阳痿，一旦消除上述问题，性功能则可恢复正常。

2. **性生理功能障碍**　大部分患者表现为特定原因引起的一过性功能障碍，如伴侣间关系不和谐，或疲劳时性交，在消除这些原因后则此症状缓解或消失。此外，一些疾病也可导致阳痿，如慢性肾功能衰竭患者，多发性硬化症，甲亢，肾上腺皮质功能不全等；或服用某些降压药，甲硫哒嗪，阿米替林等药物亦可导致阳痿。通过仔细询问病史常可发现明确的诱因及其他伴随的症状。

**【治疗】**

1. **上腰穴**

（1）定位：第 2、3 腰椎棘突间旁开 2～3 厘米（图 3-20-1）。

（2）作用：散瘀行气，通督补肾。

（3）主治：腰痛，腹胀，大小便异常。

（4）方法：采用松解法、反射法。患者俯卧位，医者用拇指、手掌根或半握拳置于穴位上，从轻到重按压或揉搓，反复操作，以局部微热、舒适为度。注意用力要重些，使力透筋肌（图 3-20-2）。

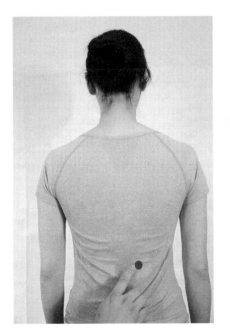

图 3-20-1　上腰穴 定位

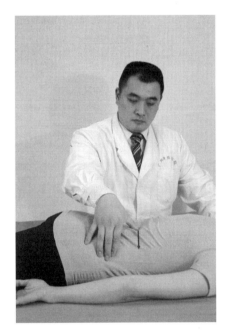

图 3-20-2　点按上腰穴

## 2. 下腰穴

（1）定位：第 4、5 腰椎棘突间旁开 2～3 厘米（图 3-20-3）。

（2）作用：祛瘀行气，健肾通督，舒筋通络。

（3）主治：下腰胀痛或腰腿痛，下肢麻痛，腹痛，大小便异常。

（4）方法：采用松解法、反射法。患者俯卧位，医者用拇指、手掌根或半握拳置于穴位上，从轻到重按压或揉擦，反复操作，或将下肢提抬松解，以局部微热舒适为度。注意事项同"上腰穴"（图 3-20-4）。

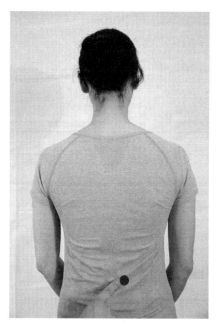

图 3-20-3　下腰穴 定位

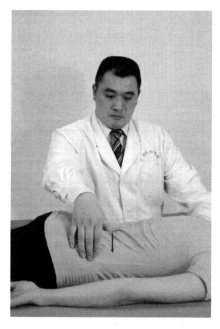

图 3-20-4　点按下腰穴

### 3. 臀中穴

（1）定位：臀部中央，相当于髂前上棘与骶尾关节连线中点外 2 厘米（图 3-20-5）。

（2）作用：解痉松解，舒筋通络，止痛。

（3）主治：腰腿痛，会阴部坠胀，排尿异常，男性阳痿，女性月经失调。

（4）方法：采用松解法、反射法。患者俯卧位，医者用拇指或肘尖置于穴位上，从轻到重点按，反复操作，用力应较大，以患者能忍受、局部微热为度。注意手法应力达深部（图3-20-6）。

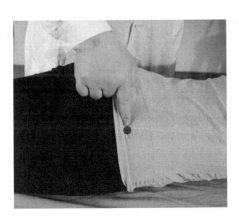

图 3-20-5  臀中穴 定位

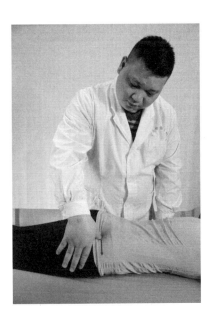

图 3-20-6  点按臀中穴

## 【护理及预后】

脊源性性功能障碍经及时治疗后预后尚可。

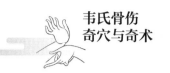
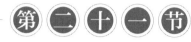

# 排汗异常

## 【概述】

自发性局限性及全身性多汗或少汗为某些器质性疾病，如丘脑、内囊、纹状体或脑干等受到某种损害时可出现排汗异常，偏头痛、脑炎后遗症等亦可出现排汗异常。此外，小脑、延髓、脊髓、神经节及神经干的损伤，炎症及交感神经系统的疾病，均可引起全身或局部多汗或少汗，本节介绍因颈椎位置发生改变，牵涉或刺激一侧交感神经节所引起的多汗或少汗。中医认为，汗由津液和血液化生，而津液和血属阴，所以有"汗为阴液"的说法。《黄帝内经》中指出，"阳加于阴谓之汗"。认为体内阳盛，阳盛则热，熏蒸阴液则化汗而出。

## 【病因病理】

汗腺受交感神经支配。颈部的创伤，退行性改变，长期颈部偏向一边的强迫体位，造成颈部的软组织劳损，软组织的慢性劳损引起的局部无菌性炎症加重了疼痛和肌肉的痉挛，使脊椎的内外平衡遭到破坏，造成小关节移位，刺激和压迫椎旁的交感神经节，使分布至全身小血管和皮肤的立毛肌与汗腺的节后纤维传导功能失常，出现排汗增多、减少或无汗。

## 【临床表现】

1. **症状**　一侧肌肉明显紧张，颈部的活动度受限，特别是转头时，还伴有明显的疼痛，颈椎棘突偏移，压痛，一侧面部潮红、多汗，心慌，且颈部不适频率越来越高，反复落枕，出汗多的现象也越来越严重。多数病例表现为阵发性局限性多汗，亦有泛发性、全身性，或偏侧性及两侧对称性多汗。汗液分泌量不定，常在皮肤表面结成汗珠。气候炎热、剧烈运动或情感激动时加剧。

**2. 检查**　颈椎棘突有偏歪，偏歪脊旁压痛，或胸椎棘突偏歪，或高隆、压痛，项及棘上韧带可有剥离。

【治疗】

## 1. 颈前穴

（1）定位：胸锁乳突肌下 1/3 处前 2 厘米（图 3-21-1）。

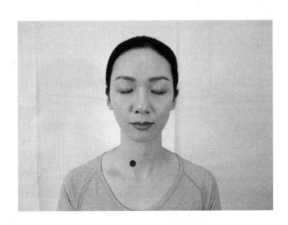

图 3-21-1　颈前穴 定位

（2）作用：调理气血，疏经通络。

（3）主治：颈累胀痛，心慌心跳，心律失常，血压异常。

（4）方法：采用传导法。患者端坐体位，以右为例，医者

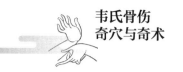

右手扶持患者头部，使患者头偏右侧 30 度，左手拇指指腹按于穴位上，轻轻斜向下按压，使胸口"得气"、舒适为度，注意不宜用暴力（图 3-21-2）。

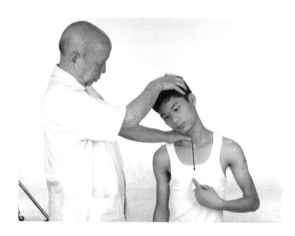

图 3-21-2　按压颈前穴

## 2. 颈侧穴

（1）定位：下颌角后下 3 厘米，颈侧面中点（图 3-21-3）。

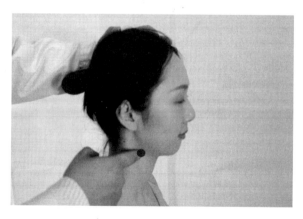

图 3-21-3　颈侧穴 定位

（2）作用：疏经通络，清头宽中。

（3）主治：头晕目赤，胸闷，耳鸣眼花，血压异常。

（4）方法：用拇指或示指指腹于穴位上揉按，从轻到重，方向或斜向上或斜向下，以患者舒适为度。注意操作时，力度应适中。如两侧穴同时按压，时间不宜超过 15 秒，以免引起脑缺血性眩晕（图 3-21-4）。

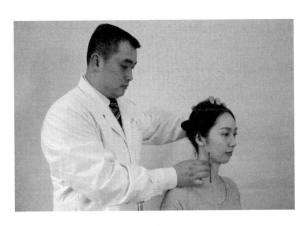

图 3-21-4　揉按颈侧穴

## 【护理及预后】

由于患者所患疾病主要是由于挤压交感神经所致，所以治疗疗程一般较长，病例中 80% 痊愈患者治疗 3 周以上。应嘱咐患者睡觉的枕头不可过高或过硬，以免落枕而再患此病。

# 索引

## 韦氏奇穴索引表

国医大师
韦贵康
传统医学特色手法丛书

国医大师韦贵康骨伤手法临证经验录

脊柱整治手法精粹（汉英双语）

韦氏脊柱整治三联手法精要

韦氏骨伤奇穴与奇术

韦氏骨伤经筋病手法治疗秘要

韦氏骨伤阴阳五行手法

韦氏子午流注手法

韦氏六通调养手法

韦氏正骨手法

韦氏外伤后遗症整治疗法

手法医学主要依靠治疗者的双手，通过运用不同的技巧作用于患者不同的部位而起治疗作用。手法医学旨在通过手法恢复人体与自然的协调性，因此手法医学更像是一门艺术，是一门心灵与技巧相结合的艺术。

这套书由国医大师韦贵康教授领衔，在拥有五十余年临床以及诊治二十余万人次正骨推拿临床经验的基础上，组织团队的骨伤、推拿专家编写了这套丛书，以期对临床骨伤、整脊、推拿、保健工作者起到有益的启发和指导意义。

策划编辑　樊长苗
责任编辑　韩敬霖
封面设计　赵京津
版式设计　赵　丽

人卫智网
www.ipmph.com
医学教育、学术、考试、健康，
购书智慧智能综合服务平台

人卫官网
www.pmph.com
人卫官方资讯发布平台

关注人卫健康
提升健康素养

ISBN 978-7-117-28934-4

9 787117 289344 >

定价：45.00元